CARE
Good Care ,
Good Living

CARE
Good Care ,
Good Living

CARE

Good Care ,
Good Living

CARE
Good Care ,
Good Living

CARE
Good Care ,
Good Living

care 16

聽診器與念珠
安寧病房裡的宗教師

作　　者：姚建安
責任編輯：劉鈴慧
美術設計：何萍萍
法律顧問：全理法律事務所董安丹律師
出 版 者：大塊文化出版股份有限公司
　　　　　台北市10550南京東路四段25號11樓
　　　　　www.locuspublishing.com
讀者服務專線：0800-006689
TEL：(02) 87123898　FAX：(02) 87123897
郵撥帳號：18955675
戶　　名：大塊文化出版股份有限公司
版權所有　翻印必究

總 經 銷：大和書報圖書股份有限公司
地　　址：新北市新莊區五股工業區五工五路2號
　　　　　TEL：(02) 89902588 (代表號)　FAX：(02) 22901658
初版一刷：2012年1月
初版四刷：2015年5月
定　　價：新台幣280元
ISBN：978-986-213-319-4
Printed in Taiwan

聽診器與念珠：安寧病房裡的宗教師 / 姚建安作.
-- 初版. -- 臺北市：大塊文化, 2012.02
面；　公分. -- (Care；16)
ISBN 978-986-213-319-4(平裝)

1.生命終期照護　2.緩和醫療照護　3.安寧照護　4.文集

419.82507　　　　　100027068

聽診器與念珠

安寧病房裡的宗教師

作者：姚建安

目錄

序

佛珠與聽診器結合，
人性化的醫療

現任：佛教蓮花基金會董事長
曾任：台大醫學院教授
　　　恩主公醫院創院院長
　　　台灣安寧照顧協會理事長

陳榮基

　　安寧緩和醫療起源於 1967 年的英國聖克利斯多福安寧院，而於 1990 年傳入台灣的馬偕醫院安寧病房。

　　佛教蓮花臨終關懷基金會於 1994 年成立（後改名為佛教蓮花基金會），加入推動安寧緩和醫療志業。安寧緩和醫療強調身心靈的全人照顧，在靈性的照顧上，宗教人員的參與，可以使照顧更為完美。在天主教與基督教的傳統上，早就有參與醫療工作的牧靈人員或神職人員，亦即早就有「醫療傳道」，培訓參與醫療工作的神父、修女或牧師的制度，只要再加強其安寧療護的理念，就可到安寧病房服務了。但是佛教人口約佔七、八成的台灣，卻缺乏受過相關醫療訓練的僧伽（法師）來加入醫療的團隊。

本人於 1995 年擔任台大醫院醫療副院長時，有幸參與台大醫院開辦緩和醫療病房，更深深感受到安寧緩和醫療對佛教宗教師的需求。蓮花基金會遴聘法師參與安寧工作，在台大緩和病房協助靈性關懷。蓮花基金會在1998 年開始支持台大緩和病房宗教師的培訓工作，在上惠下敏法師的指導下，委由台大醫院負責緩和醫療病房的家醫科主任陳慶餘教授主持宗教師的培訓重任，並有宗惇法師執行帶領。

2000 到 2005 年，屏東一如淨舍的會焜法師，也在經費上大力贊助這個培訓工作。2005 年蓮花基金會開辦本土化靈性關懷系列課程，並繼續支持研究計畫「臨床佛教宗教師的培訓工作」，蓮花基金會也在多位法師的支持下，於 2006 年成立了「臨床佛教宗教師護持會」，寄望能夠長遠的繼續此培訓工作。感謝初期學員如宗惇法師、慧哲法師、會焜法師、會正法師、滿祥法師、德嘉法師等的堅守崗位，培訓出來的臨床佛教宗教師，分佈到多家醫院的安寧病房服務。

「臨床佛教宗教師」的名字與制度就這樣出現了，這可能是全世界兩千多年的佛教史上的創舉！為了促使

「臨床佛教宗教師」的培訓能融入佛教僧侶養成制度內，為了促成佛學院的教育中能加入「臨床佛學」的課程，終於在陳慶餘教授（也是蓮花基金會常務董事）的領導下，於 2007 年催生了「台灣臨床佛學研究協會」。

協會的宗旨為結合醫學與佛學研究，以促進臨床佛學發展，推動安寧緩和醫療及生命教育，發展本土化靈性照顧模式，提升末期病人之照護品質。協會用佛珠與聽診器做為標誌 logo，彰顯在安寧緩和領域中宗教（佛法）與醫學相輔相成的重要性。

姚建安醫師，長年在台大醫院緩和病房服務，由住院醫師、主治醫師到病房主任，並且兼任台灣安寧緩和醫學會秘書長的工作。一路走來，協助無數病人與家屬度過人生最大的痛苦階段，展現醫者仁心仁術，為同僚所欽敬。姚醫師將陪伴病人與家屬的經驗實例，匯集成這本感人的書。我們可以分享很多病人接受醫療人員及法師的協力照護，勇敢面對疾病的挑戰，獲得安詳善終的動人故事，相信讀者閱讀後，一定法喜充滿，對如何追求善生與善終，更有把握。

聽診器與念珠

台大醫學院家庭醫學科教授

陳慶餘

　　佛教創始者釋迦牟尼佛，有感於眾生受苦於生老病死，出家修行尋求解決之道，於菩提樹下圓滿證悟創立佛法，以四聖諦初轉法輪，教導世人離苦得樂，世稱大醫王。

　　近百年來西方醫學興起，傳統醫學逐漸沒落。到了廿一世紀的今天，嘗試早期發現疾病、改變基因、延長生命、避免死亡是醫學努力的目標。然而避談死亡的後果，造成死亡的課題成為當今社會最大的生活壓力事件。當死亡課題不能避免而需要去正視時，安寧緩和醫療於 1970 年代起逐漸受到重視，並且揭示靈性照顧的重要。

　　台大醫院於 1995 年成立緩和醫療病房，為提升癌末

病患生活品質之需求，引進法師參與臨床照護，並在
1998 年起的兩年期間，接受佛教蓮花基金會的委託，從
事本土化靈性照顧模式及佛法在臨終關懷的應用。

其後爲因應佛教宗教師參與緩和醫療照顧需要，2000
年開始接受「一如淨舍臨終關懷協會」專案委託，從事臨
床佛教宗教師的培訓工作，前後共計六年。2006 年再改
由「佛教蓮花基金會」委託，並成立「臨床佛教宗教師護
持會」。

臨床佛教宗教師之培育，至今已有十年；培育過程中
擔任團隊的核心成員，主責靈性照顧的角色。從臨床照護
與個案討論中，累積無畏施的實務經驗，研讀核心經典，
發展出靈性照顧架構、臨床照顧法門及臨床指引，成果豐
碩。

「台灣臨床佛學研究協會」成立於 2007 年，宗旨爲
結合醫學與佛學研究，以促進臨床佛學發展，推動安寧緩
和醫療及生命教育，發展本土化靈性照顧模式，提升末期
病人之照護品質。

臨床法師的培育中，先要有同理心的學習，透過身心
症狀觀察，去探究隱藏在病人內心深處的死亡恐懼。病人

主動合掌，向法師示意，暗含靈性玄機：在促進法師與病人的關係和互動後，念佛是一種理念的轉變，藉由信仰產生力量，關鍵在「起信」，而起信的契機在臨床療效。念佛引導注意力往身體好的功能去努力，療效建立在「專注」與「攝念」的基礎，進一步把握修行的機會。

法門的修行不是只針對佛教徒，不同宗教信仰，有不同修行方式，例如回教徒信可蘭經、日蓮教徒的念南無妙法蓮華經、基督教與天主教徒的祈禱唱聖歌，與念阿彌陀佛的療效是相同的。

在法師指導之下一起念佛，感應阿彌陀佛接引的悲願，內在力量就出來了，死亡變得不再是忌諱，這是一種生命力，一種心智成熟的表現。

本書書名借用臨床佛學研究協會會徽：聽診器與念珠，象徵其結合臨床醫學與佛學之意涵。書中隨手引用臨床實例，故事陳述中，感受到臨終病人靈性需求之殷切，法師的慈悲與智慧，印證臨床佛教宗教師的四句偈：「緩和醫療，人間道場，習法傳法，己度度人。」特以為序。

圓滿的最後二十分，
靠宗教智慧

台大醫學院家庭醫學科教授 主治醫師
台灣安寧緩和醫療學會理事長
台大醫院家庭醫學部前主任

邱泰源

幾年前在某次演講後，有位資深護理人員紅著眼問我，她很用心照顧一位 18 歲罹患末期疾病男孩，父母與男孩似乎也能接受病情，但在病情變化時，父母卻突然要求恢復心肺復甦工作，這位護理同仁自覺被打倒了，很難過。問我的意見，我思考後回答：「在末期醫療照護過程中，要同時提升病人與家屬接受死亡的內在力量，超越生死，方得圓滿，否則常功敗垂成。」

安寧緩和醫療團隊照顧末期病人與家屬，如果不能幫助病人與家屬超越生死困頓，減少死亡恐懼，同時讓家屬生死觀成長，來跨越哀傷的鴻溝，那麼再怎麼努力都只有八十分，善終很難圓滿達成。因此，達到圓滿的最後二十

分，非常重要，同時也是安寧緩和醫療界亟需努力的一個部分。

　　幸好進二十年來，安寧緩和醫療的推展，各個宗教都有相當程度參與安寧緩和醫療團隊，並發展牧靈宗教師的專業，發揮宗教智慧，幫助病人與家屬追求一百分的善終圓滿。

　　過去安寧緩和醫療主要由基督教與天主教系統協助發展，佛教系統過去較少與醫療接觸。台大醫院緩和醫療病房在民國84年成立後，佛教蓮花臨終關懷基金會，在陳榮基董事長領導下，全力加入安寧緩和醫療團隊的照顧；陳慶餘主任，同步推動宗教師的培訓計畫，漸漸的把佛教的生命智慧，引進到末期病人的照護上。

　　這樣的發展，不但培訓了很多具有末期照護能力的專業宗教師，重要的是把佛教的宗教智慧，能夠普及到末期病人與家屬的照顧，個人覺得這真是二十一世紀裡面對人類的鉅大貢獻。

　　當然這樣的發展除了領導人物外，許多佛教相關團體單位的全力支持也很重要。站在過去十幾年來，一直與安寧緩和醫療團隊共同照顧病人的角度，真的非常敬佩陳榮

基教授、陳慶餘教授、惠敏師父及會焜師父等老師與法師們，全力推展佛法照顧末期病人，其成就有目共睹，影響深遠。

樂見在陳慶餘教授推動下，由台大醫院緩和醫療病房主任姚建安醫師，匯集過去宗教師臨床照顧的寶貴經驗與感人故事，出書發表於世。書中除了呈現安寧緩和醫療團隊的用心外，特別著重宗教師如何用宗教智慧及佛法，來指導開示病人與家屬超越生死關頭，減少死亡恐懼，以及生死觀的成長，實在是一本非常難得的好書。

本書呈現佛教與醫學結合的重要，相信這本書必定能夠啓發讀者們早日培養自己的生死觀，即使未來面對自己或親友有重大疾病困境時，也能夠超越生死關頭，悠然自得的度過如春夏秋冬的生老病死。

在此，再度強力推薦：本書是一本人人必讀的好書！

人性的關懷，是醫學之本

台大醫院金山分院院長
台大醫學院外科副教授

黃勝堅

死亡的時刻、心臟不跳的時候，心電圖是一條線，所有的病人都一樣。

但是心電圖的一條線之後，每個人面對的問題與困境都不一樣，因為人不是器官的集合體，每個死亡背後都有一個家庭、一群人；生命結束了，故事才開始。

家族之間的恩怨情仇，都會讓不同身分活著的人，活在交織著各種來不及道謝、道愛、道歉、道別的遺憾之下。病人走了，家屬有生之年，卻活在「悔不當初」、「沒有及時溝通」、「來不及表達」的悔恨中，承受著「心理」的痛、「社會」的痛。這些都是大家所不樂於見到的，可是這樣的故事卻每天都在上演。如果說緩和療護的目標，

是預防及解除病人及家屬身、心、靈及社會的痛，顯然這些都是醫療團隊的責任。

在台灣，近年來，每一年死亡人數約是十四萬人上下，因癌症身故的，大概是三萬九千人左右，其中有部分的病人與家屬，於死亡過程中，接受到了安寧的照護。近年來由於共同照護的推廣以及 2009 年 9 月健保宣佈：非癌症八大疾病納入安寧給付，至此安寧療護進入另一個里程碑。

安寧團隊的成員，包括了：專科醫師、護理師、心理師、營養師、社工師、宗教師，有必要的話，還可以找復健師一起；共同討論病人的醫療需要，如何提供最有尊嚴與舒適的生活，以及家屬的悲傷輔導，讓他們能早日重回生活常軌。

當面臨醫療極限，無法再提出有效照護方案的前提下，安寧醫療團隊會勇敢的跟病人或家屬說：「很抱歉，我們真的碰到醫療極限了，但是我們會好好照顧病人到往生，幫助他把病痛減到最低。」而在靈性的訴求圓滿方面，宗教的生命智慧，透過臨床宗教師幫忙，是不可或缺的臨門一腳。

本書當中，許多往生者在人生最後的階段，很清楚的
了解自己的病情，在團隊的陪伴之下，走得安詳、走得尊
嚴，甚至有機會在臨床宗教師的開示之下，適時的放下。

其實台灣絕大部分的往生者，沒有機會入住安寧病
房，但是若每位醫師，都願意把病人的善終視爲自己的責
任，縱使不住在安寧病房，也有機會接受共同照護團隊的
照顧。

這麼多年來，我深信：病人有機會活著，要讓他活得
好一點，要有好的「生活品質」；面對死亡，也要死的舒
適有尊嚴，要有好的「死亡品質」；那活著的親人，才能
活得心安、沒有遺憾！

二十世紀以來，醫學高科技發展及高度分工的結果，
形成了醫療疾病化、數據化、器官化、商業化、物化的亂
象，似乎少了那麼一點「人」的味道。其實人性的關懷，
本來就是醫學之本，只是在高科技的發展之下，迷失了方
向。有人說，二十一世紀安寧照護理念，將會成爲醫學的
洪流，且有助於導正目前的醫病彼此攻防的亂象，正是因
爲安寧團隊有愛，綿綿付出。

佛法在臨終關懷的應用

法鼓佛教學院 校長
國立台北藝術大學 教授

釋惠敏

　　知道這本描述「臨床佛教宗教師」專業角色的書即將
出版，有幸能先睹為快，心中雖有許多感動與感慨，但是
難以拙筆表達，只能捕捉散言碎語如下，隨喜大家功德。

　　1998-1999 年，敝人有幸與許多法師以及台大醫院陳
慶餘教授等醫護人員，一起參與由蓮花基金會贊助的「本
土化靈性照顧模式」、「佛法在臨終關懷的應用」研究計畫。

　　2000-2005 年，參與由一如淨舍臨終關懷協會贊助的
「臨床佛教宗教師培訓」計畫。

　　2006 年，再次參與蓮花基金會贊助的「臨床佛教宗
教師之培訓與推廣」研究。

　　2007 年，參與「台灣臨床佛學研究協會」之成立，以

及隨緣參加該協會與蓮花基金會，共同推動台灣佛教各種臨終關懷專業。

這十餘年間，敝人多少會嘗試從眾多佛典中，運用於臨終關懷的臨床教學，例如：《雜阿含經》之「身苦、心不苦」、《無常經》、〈無常涅槃偈〉「諸行無常，有生滅法。由生滅故，彼寂為樂」、《永嘉證道歌》「頓覺了如來禪，六度萬行體中圓。夢裡明明有六趣，覺後空空無大千」、《金剛般若經》「一切有為法，如夢幻泡影，如露亦如電，應作如是觀」、《佛說阿彌陀經》之「念佛往生西方極樂國土」、《觀無量壽佛經疏》之「四大散向四方」等等。

這些佛典其實是記錄當時人們的了脫生死故事。因此，這本記錄安寧病房「臨床佛教宗教師」敘述病友們如何真實面對生死難題的故事集，也可說是有笑有淚的現代生命教育經典，非常值得學習與運用。

我會向這些病友們學習，將每天當作我的最後一天，時時刻刻珍惜，並發揮創意，自利利人。甚至到晚上換上睡衣，可以想像換上壽衣一樣；躺在床舖上好像躺在棺材內；蓋上棉被好像蓋上棺材蓋，有如要蓋棺論定了，看看是否無憾無悔。此時也可以練習向自己所擁有的名利、存

摺、珠寶、學歷、地位、知識等等的人、事、物說再見。
也可以向自己的器官說再見，因為我有簽「器官捐贈同意
卡」。想到自己的有形或無形的遺物，可以讓其他需要的
人受用，真是一件幸福快樂的事情。

　　如此，每天晚上都可以練習死一次，也可演練不同的
死法。有時想像死於癌症，向各種癌末病人學習如何面
對。有時候練習死在荒郊野外、水中或峽谷，可以布施鳥
獸、魚蝦等，最後回歸塵土，滋養植物。隔天醒來，發現
還活著，覺得特別欣慰，除了好像重生之外，還已經擁有
可以自利利人的身心，應該好好的善加利用，如此可以學
習坦然面對生命「無常、生滅」的解脫能力，以及學習樂
於助人的「無我、利他」的菩薩行，這或許是體會「生滅
滅已，寂滅為樂」的方便法門。

慈悲無障礙

姚建安 / 自序

　　安寧療護是創造感動的服務，也正因為慈悲無障礙的感動，所以我在安寧病房一待就是十六年，還安之如飴，並隨時在病人床邊，親臨感動的場景。

　　早期大家對安寧療護的服務內容不了解，總以為住進安寧病房是等死、放棄所有治療、被人拋棄、充滿哀嚎、悲雲慘霧的「人間煉獄」，不僅社會大眾排斥，甚至連醫護人員都避之唯恐不及，所以每當我被要求去做安寧療護會診時，背後常被冠上「死亡的醫師」的封號，但我也不以為忤。

　　記得剛開病房時，照顧一位肝癌末期的中年病人，七進七出我們病房，得到最有尊嚴的照護，也與家人做最好

的連結，過程當中，也讓我見證到華人社會中家庭的圓滿、凝聚的力量。他往生的時候，太太不但沒有哭天搶地，有別於一般病房病人往生時候的場景，反而她帶著歡喜的微笑，連同正在唸國中的孩子，一一向安寧病房團隊鞠躬感謝！這個畫面深深震撼了我，徹底扭轉我的照護觀念：原來安寧療護這麼好，可以幫助病人善終，讓家屬沒有遺憾。

　　但是隨著照護的病人漸多，雖說「家家有本難念的經」，但我對於無法幫助所有的病人善終漸感困惑、無奈與耗竭。一位師長告訴我：「如果你沒有處理自己內在的疑惑，面對死亡的焦慮、恐懼，別人的生死困頓與悲悽，你是幫不了他們的。」

　　聽到這句話，我很茫然，不知道如何下手？因為大多數的醫療助人者，對於生命末期的照護議題不知所措，我雖然歷經甚多末期病人的照顧經驗，但仍然因此而陷入重重的迷霧，令人窒礙難受，甚至有時候，還想遠離現場，讓自己稍微透透氣。

　　經驗告訴我們，安寧病房絕對不是醫師個人英雄式作風的場域，而是跨領域的醫療團隊攜手合作、彼此打氣的

服務場所，如此才能集思廣益締造照護的更優良品質。這
是安寧醫療團隊每天都在思維的功課，希望每個被安寧團
隊照顧過的病人都得到善終，就是安寧團隊每個人的眞誠
心願。

　　隨後遭逢家父在本院加護病房往生，斷氣時全身都插
滿管路，讓我非常不捨與難過，因而更能同理家屬面臨喪
親的哀傷，不是簡單的說句：「我了解你的難過。」就能
安撫喪親者的情緒。

　　有時候是「此時無聲勝有聲」的陪伴，甚至含著眼淚、
帶著微笑，陪著他們看到未來的希望與光明，度過最幽暗
的人生谷底，往往經過、並克服此歷程的艱難險阻之後，
人生觀與生命歷練，就別有一番新的氣度與涵養，更能化
爲助人的力量。

　　因爲本身擁有這樣的經驗，讓我徹底體悟每個病人的
末期階段和往生過程，都是獨特的、寶貴生命的教育教
材，能夠充實我們照護末期病人的能力，並且回饋與培養
我們對人的熱情與關懷，讓我們不斷地獲得靈性與慧命的
成長。

　　我常常跟年輕的醫師分享經驗提到：「病人才是我們

真正的老師！」這一課我們不能缺席，否則即使是醫師，
處在生命奧義的殿堂內，卻永遠還是門外漢；所以醫師不
僅要「醫生」，也要會「顧死」，這是醫師神聖的職業的靈
魂所在。

　　安寧緩和醫療最核心的課題就是「靈性照顧」，這對
於許多醫療助人者而言，是相當陌生的，國內以台大醫院
緩和醫療病房開風氣之先，在前副院長陳榮基教授催生安
寧緩和醫療病房，我的恩師陳慶餘教授引進臨床佛教宗教
師，並且對其加以培訓在病床邊照護病人的能力，親自不
辭辛勞與這些宗教師們研讀經典、討論案例、提供照護方
向，敦請法鼓山佛教學院釋惠敏校長蒞臨床邊指導，共同
擬定本土化靈性照護模式，和臨床具體可行的「法門」，
讓宗教師得與末期病人互動有所依循，解決臨床宗教師對
於艱深醫學的隔閡，讓宗教師有機會在另一個「修行道場」
修練「苦、空、無常、無我」這門課，激起陣陣的生命火
花與共鳴，因此才有一頁頁動人的病房故事發生。

　　剛開始，病人對於臨床宗教師無法接受，看到宗教師
來到病房邊服務時，往往婉拒，甚至有些會很激動地對宗
教師說：「我還不想被超度！」或是「我沒錢給你化緣。」

讓宗教師不得其門而入，備感挫折。

經過醫療團隊再次愼重引薦，說明宗教師也是醫療團隊中重要的成員，不是來病房傳教，而是來協助病人的靈性照護與生命提升，病人和家屬才漸漸接受。以至於後來，佛教臨床宗教師的服務，也成爲台大醫院緩和醫療病房的特色，甚至有些末期病人，是慕名宗教師的駐院服務，而來要求住院的。

經由臨床宗教師的照護，並將成功的善終服務與靈性提升經驗，與醫療團隊分享後，讓醫療助人者在感動之餘，學習到病人轉化的關鍵處，更令整個安寧團隊深入了解靈性照護的迫切性。

爰引索甲仁波切在《西藏生死書》所言：「協助一個病人善終，才是最大的福報！」此言深深烙印在安寧醫療團隊成員的心中，並願學習觀世音菩薩的「尋聲救苦」，處處常爲「度人舟」，協助末期苦難的病人和家屬度過「生死的濁流」，更願所有的病人，都能逢阿彌陀佛接引，往生西方極樂世界，也可蒙上主的恩召，回到永生的天堂，化爲對病人和家屬更深、更廣的祝福。

臨床宗教師的培訓計畫，在蓮花臨終關懷基金會的多

年來贊助下，數年來讓爲數不少的宗教師，在本院緩和醫療病房接受完整的照護訓練，協助病人與家屬獲得靈性的整體性照顧，隨後將這些學有專精的宗教師，透過蓮花基金會廣佈到其他醫院的安寧病房，讓更多末期的病人接受宗教師所引導的靈性照護。

近年來，日本、新加坡、馬來西亞等國的佛教團體，陸續到本院緩和病房參訪、交流宗教師的靈性照護，點點滴滴彙整的靈性照顧經驗，讓他們大爲感動與讚賞，也紛紛邀請我們緩和醫療團隊，到他們國家的靈性專業團體中演講，並協助其培訓臨床宗教師，在在都顯示普世臨床宗教師服務的需求日益顯著。

本書的出刊甚爲不易，乃是恩師陳慶餘教授觀察時機與因緣成熟，在其堅強的意志感召下，動員大家集結以前所有照顧與討論的個案，去蕪存菁後集結成書，與讀者分享。本書一頁頁臨床宗教師的故事，背後蘊藏了多少的辛酸與血淚、挫折與困頓、不捨與不甘心，說明了末期照護的困難重重，這需要跨領域醫療團隊的合作來處置。

生命臨終階段，更需要臨床宗教師的引導，生命才有轉化和超越的機會，苦難才有抒發和創造意義感的出口，

並化爲一則則感人肺腑的故事與生命教育的題材。誠如臨床宗教師所開示的：「慈悲無障礙！」

　　本書字裡行間流露出醫療團隊的眞誠與慈悲，也希望讀者在看畢書中內容之餘，對於安寧療護的內容和成員角色有初步的了解，對於慈悲和寬恕，有更寬廣的認識與體會，讓社會上重視末期病人的權益，讓其早日接受安寧緩和醫療的服務，也能開誠布公來討論有關死亡和哀傷的議題，藉此來擴大國人的人文關懷與生死學教育，達到人人可以「同理他人，關懷自己」的化境。

　　本書的主題是介紹臨床宗教師，因此特別節錄某些情節、場景，以突顯宗教師的角色，但這些故事背後，都是以跨領域團隊合作爲基礎，唯有病人的身、心、社會層面，都得到緩解與平安，才有辦法達成病人的善終與家屬的無憾，這才是這本書所要表達的完整面貌。

導讀

在生命轉彎處，我看見您

台大醫院緩和醫療病房護理長

王浴

　　我常接到已逝病友家屬的感謝函，謝函內容被提到最多的是宗教師，他們非常感恩，他們的親人在最後一段日子，能遇見本病房的臨床宗教師，讓病人能放下世俗的煩惱，圓滿往生。

　　多年來與宗教師共事的經驗，深深覺得，宗教師是開啟「善終」之道的好夥伴，照顧病人過程常常在「山窮水盡疑無路」時，宗教師的出現，頓時「柳暗花明又一村」。

　　但不諱言，也有人拒絕宗教師的關懷，傳統的民間信仰看到法師多半在喪禮上，在末期病人與家屬眼中，法師難免有不同的象徵意義。另外不同信仰的人，也會拒絕法師，殊不知臨床宗教師，是沒有宗教分別的，也不是來傳

教的，更不是專門執行某些儀式的代表。

因此我建議，將一些照顧病人的感動故事留下來，一來可以讓一般人了解宗教師的角色功能，二來可做為世人的學習。很多人可能「不認識宗教師」，宗教師在醫院的角色功能為何？建議讀者可以先讀宗惇法師和德嘉法師的導讀文章，對宗教師的養成與角色定位，會有了初步的了解，再讀每篇故事。

　　全書從臨終病人最常見的「死亡恐懼」開始，順著病人與其家屬心靈的轉折：不捨、心願未了、自我尊嚴的傷害、

自我放棄、對安寧緩和醫療認識不清；步步來讓讀者朋友對臨床宗教師有所了解。

末期病人可能會抱怨：

「我天天燒香，為什麼老天沒保佑？」

「臨時抱佛腳有用嗎？」

擔心自己未來不可預知的去處、擔心會不會下地獄……等問題。這些心理靈性困擾是沒答案的，與宗教師間的對談，也不是標準答案，病人個人能有所體會領悟的，才是真正的答案。生命中有很多的不確定，唯一確定

的只有死亡，但對於能確定的事，大部分人還是張惶失措，書中故事的主角都已經往生，也許會讓讀者讀來不是滋味。

死亡是此生最後的歷程，每個人都希望死於平靜與圓滿，所以死亡方式是如此重要，也可以說，死亡是此生最關鍵的時刻，因此本書擷取照顧過程的最後一段。書中的每位主角，他們最後是如何離開的，值得我們揣摩學習。

世人常勸導臨終者：「要放下！」說得簡單，實踐才是功夫！一般說來，活得越久包袱就越重，平時沒有養成放下的習慣，要如何在短短有限的時間學習放下？說實在不太可能，但故事中的幾位主角卻做到了。

像獨居的「阿雪阿媽」，一生守著父母當年給她的一屋子的豐沛嫁妝，到了生命末期即使痛到無法照顧自己，也不願意離開她的房間，讓社區的社工師很傷腦筋，奇妙的是住院後，和宗教師談過兩次話，決定把所有的東西都送給宗教師之後，當晚安詳往生。不禁讓人好奇宗教師到底跟她談了什麼？為什麼阿雪願意把守護一生的寶貝，送給才認識兩天的宗教師？為什麼白天講話還鏗鏘有力的人，半夜就萬緣放下的往生了呢？

在生命轉彎時，宗教師讓病人及其家屬看到靈性上的困擾與難割難捨，幫忙推開這扇罣礙之門的「鑰匙」，往往就在宗教師言談間的四兩撥千斤。在臨終場域或危機時刻，很多人只看到眼前一小部分，而無法看見生命的全部，因此痛苦接踵而來，不但自己痛苦、全家人或整個家族跟著受苦，這也是本書可以幫我們大家覺察、引領深思的部分。

當生活順遂的時候，我們常劃地自限，自以為是，如果能放掉舊有思想，突破界線，自然有一番新的生命風景；就像禪修時，進入後會看見真實的實相一般。

當面臨死亡，
如果我們心中有力量

台大醫院緩和醫療病房臨床宗教師
台灣臨床佛學研究協會秘書長

宗惇法師

每一段失落，都好痛……

身、心、靈相互聯繫，專業間的合作無間，是安寧照護的根本精神

前幾天，我接到鄭先生的電話，才接通、就聽到哽咽的聲音：「今天我們回醫院準備做第五次化療，結果醫師說前幾次的治療失敗，現在整個肝臟都是腫瘤細胞。醫生給我們三天時間考慮，是要繼續做化療？還是轉到安寧病房？」鄭先生邊說邊哭，肝腸寸斷。

鄭太太罹患肝癌，她和先生不久前才一起到台大醫院

輔助暨整合醫學中心的「靈性（佛教）諮詢」門診，尋求協助。因為這樣的因緣，我認識了這一對夫妻，有事時鄭先生會主動找我。

雖然再過半小時，我有另外一個會議，這麼短的時間，不知道能幫得上什麼忙，但聽他這麼傷心，我沒辦法不去看他們，於是我便到腫瘤病房探視。

一進病房，只見鄭太太坐在床沿，腳整個腫起來，又紅又粗，看起來很虛弱，意識不太清楚，我感覺她雖然很累，但剛才醫師所說，她都很清楚，因為擔心先生，她硬撐著坐在床沿陪伴先生。而鄭先生雖是個大男人，也早已哭得滿臉淚水。

我先幫忙因為喘無法躺平的鄭太太靠在床頭坐著休息，再坐下來陪鄭先生談話。他邊講邊哭，哭到連我這旁人都覺得心肝肺都正在承受撕扯的痛楚。

「我不知道她走了以後，我該怎麼辦？我活不下去……」鄭先生蒙著臉哭訴：「以前，我一直以為，我們兩個人是非常獨立的個體。她是公司裡很優秀的主管，深受上司倚重，我也有學校的事情要忙。下班後，經常她繼續加班，我因為許多生物研究樣本需要持續性觀察，乾脆

留在學校，很多時候比她更晚回家，周末假日也一樣。直到生病後，她說了一句話讓我恍然大悟。她說，其實我經常自己在家，感覺好寂寞，好渴望你可以多陪陪我……」這句話讓他好痛，也好似大夢初醒。

「過去以爲太太個性很獨立，能面對所有的事情，我只要打點好自己，我們就是最完美的夫妻。我們彼此深愛著對方，還能自豪的對外宣稱給彼此最大的獨立空間，哪裡懂太太在女強人的外表下，那麼渴望我的陪伴，其實我也是這樣的心情，只是從未說出口。不知不覺間，我們錯過那麼多，老天爺怎麼會開這麼大的玩笑……」

生病是一段節節敗退的歷程，從知道病情的震驚，到漫長而痛苦的治療過程，到最後連治療都無法做，從懷抱著希望，到徹底絕望。每一段失落都好痛，卻也毫不留情的在醫院天天上演。

在這樣的歷程中，我們可以爲受苦的病人和家屬做什麼？如何陪伴他們，走過這一段刻骨銘心的痛楚歷程？即使疾病已不可逆，死亡就在眼前，該如何幫助他們，看到生命的希望？這便是臨床佛教宗教師最核心的工作。

爲了提供病人和家屬最大的幫助，安寧團隊的成員密

切合作，醫師和宗教師一同坐在病人旁邊談話、討論的畫面，時常可見。身、心、靈相互聯繫，專業間的合作無間，這便是安寧照護的根本精神。

平安面對往生這件事，心靈的轉變是最大的關鍵

前不久，有一位十四歲的男孩迪迪來到安寧病房。剛住院時，迪迪很喘、很恐懼，同時也不斷觀望周遭環境的變化，稍微感到害怕時就大喊大叫，整個病房都聽得到。

住進安寧病房第一天，迪迪看到人就問：「這裡是不是安寧？」

因為迪迪一直很討厭安寧病房，父母親怕他心情不好，反應太激烈會造成疾病惡化，要求所有人瞞著他，不准告訴他這是安寧。但迪迪不死心，還是繼續問，直接問行不通，就旁敲側擊地問。後來，我們才知道為什麼他討厭安寧病房。

原來，迪迪以前住在兒童癌症病房時是孩子王，所有的小朋友都聽他的，大家感情很好。但是慢慢地，小朋友們發現，每隔一段時間，就會有一個伙伴不見了，他們就

到處打聽。原來，那些不見的同伴們都到安寧病房去了，不久之後，又會聽到這個同伴往生的消息。

因此對迪迪來說，他認為「安寧」就等於「死亡」，去了安寧病房的人很快就會死掉。雖然大家都不告訴他，但他心中隱隱明白，輪到自己了，所以他很恐慌，很害怕，不知道怎麼應付，只能大喊大叫。

住進安寧病房之後，除了細心做身體評估與症狀控制外，醫療團隊為他做的第一件事是排除積水。之前，迪迪每天打四瓶點滴，大多時候輸進身體的點滴排不出去，體內積了很多水分。末期病人的症狀比較複雜，每個人都不一樣，醫師在審慎評估後確定可以為他排水，並且經過幾天持續的努力之後，竟然排出二十公斤的積水。在這之後，身體輕鬆起來，迪迪就不再問：「這裡是不是安寧病房？」了。

接著，團隊知道迪迪討厭心理師、法師、志工⋯⋯等一干「閒雜人等」，於是擬定「減敏感法」的策略，幫助他去接觸團隊的每一位成員，接納安寧病房的環境。例如：

第一天團隊巡視病房，整個團隊包括醫師、護理師、

社工、心理師，浩浩蕩蕩進病房看他，裡面「夾帶」一個宗教師身分的法師，迪迪就不會特別注意。

第二天查房，讓迪迪開始習慣團隊成員出現。

第三天查房，心理師「很自然地」跟他聊了幾句，他也自然回答。

第五天，宗教師「若無其事」問他一個問題，他也不疑有他。就這樣，迪迪漸漸接納了團隊的每個成員，建立了信任感和情誼。

團隊之所以同心協力幫助迪迪接納每位成員，是因為這樣一來，當迪迪有需要的時候，他才知道、也願意尋求幫助。令人感動的是在最後階段，迪迪變得非常喜歡親近宗教師。

迪迪虔誠信仰媽祖娘娘，宗教師也尊重他，不改變他的信仰，只在痛的時候，提醒他如何維持正念，維持與媽祖之間的聯繫。有一天，媽媽與宗教師幫迪迪做腳底按摩，邊按邊聊。

很放鬆的迪迪，說出了真心話：「我很討厭他們大人，都不告訴我實際情況，不讓我了解，不讓我心裡有準備，他們好自私！我好討厭他們每次都在房間外面小聲講話，

什麼事都瞞著我，不讓我知道真正的狀況！」

「所以，你知道你的病，到底是怎麼回事嗎？」宗教師和媽媽互看一眼。

「其實我早就知道了，我的身體狀況很不好，我的病很嚴重……而且，這裡是安寧病房。」

媽媽在旁邊聽到這些話，表情很驚訝。

「我很快就要走了……我覺得很害怕……」迪迪流下眼淚。

媽媽急得眼淚掉個不停：「迪迪，對不起，我們是怕你心情不好，才不敢跟你說……」

面對死亡，害怕，是很自然的。

「你要記得，隨時跟媽祖緊緊聯繫在一起，把自己交給媽祖喔。」宗教師提醒迪迪。

經過這次對話，迪迪清楚接下來他該怎麼準備，而爸媽的擔心，也終於放下了。清楚病情，做好準備，迪迪最後能夠非常平安面對往生這件事，心靈的成長轉變是最大的關鍵。

宗教師的任務，定位在「靈性照顧」的層面

　　為了幫助病人和家屬找回自己本具的內在力量，平安走過這段生離死別的艱難路，安寧團隊的每一位成員都不可或缺，都需要學習彼此合作。宗教師的任務，定位在「靈性照顧」的層面，如何與團隊中的醫師、護理師、社工師、心理師分工合作，需要經過許多學習和訓練。

　　目前，我們只有三十來位臨床佛教宗教師在線上服務，供不應求。將來，我們希望宗教師的訓練，能回歸到教育體系的佛學院所或大專院校，例如開設「臨床佛學」、「靈性照顧」專業課程，甚至成立獨立系所，因為宗教師的養成訓練除了佛學素養，還囊括許多不同的專業領域，例如對安寧緩和醫療、心理、社會、生命教育的基礎了解，自我探索、傾聽同理、悲傷輔導的素養與磨練等，最理想的方式是在學校修學相關專業內涵，之後再到醫院實習。就像培養醫生要在醫學院，培養宗教師，也要在佛學院所，最後再到醫院臨床實習。

　　佛教宗教師在醫院從事末期病人的臨床照顧，是十分辛苦的工作。醫院快速緊湊的步調，和道場修行度化的節奏非常不一樣。過去曾經有兩位法師在三個月培訓期間掛急診，因為醫院工作很辛苦；有些法師本來不喝咖啡，進

醫院實習以後就開始喝咖啡；本來不打電腦，實習以後因為作業的要求，不但學電腦也買了電腦。因此，早期我除了負責臨床培訓，還兼任電腦的補習老師，偶爾假日會接到培訓中法師打來的電話：「爲什麼我的電腦螢幕完全不動了？」、「關不了機怎麼辦？」等等。

蘇格拉底曾說：「在人類所知的一切事物當中，死亡或許是能發生在他們身上最棒的事。」

　　曾經有一位媽媽，住進安寧病房後，一直很煩惱，因爲她很掛心保險金的問題，不知道自己離開以後，子女能不能領到理賠金，不知道這些錢夠不夠孩子將來用？當時恰好我們有位法師懂保險，回去查了資料，第二天早上跟這位媽媽說：「我幫你看了，沒問題，你要安心喔！」媽媽鬆了一口氣，露出歡喜的笑容，下午兩點就往生了。

　　疾病末期病人會出現各式各樣來自身、心、靈層面的不同需求，這些需求往往急迫而強烈。我們衷心期望有更多法師投入臨床照顧行列，不但能幫助病人，更重要的是在過程中的自我成長，是修道生涯中非常珍貴的一部分。

　　由於這樣的想法，我們在 2008 年成立「台灣臨床佛學研究協會」，結合醫學與佛學研究，促進臨床佛學發展，推動安寧緩和醫療及生命教育。這是臨床工作者認識佛學、應用佛學的交流平台，也是將「臨床佛教宗教師」的觀念，推廣到社會每個角落的起點，我們在做的，其實就是「生命教育」。

　　這幾年，我們在台灣科技大學開設「臨終關懷與生命教育」課程，開學第一天，我總會問年輕的學生：「你們對這個課程有什麼期望？」

　　有人說：「我想知道『那些人』心裡在想什麼。」

　　「那些人」指的是病人，跟「我」無關。

　　也有人說：「沒什麼期望，正好有空堂才來修。」、「法師慈悲，不會當人！」無論最初這些孩子，懷抱著怎樣的動機來選修這堂課，都沒關係，我們有機會一起學習，都是珍貴的機緣。

　　有一位學生，在課堂中做過生命回顧之後，上台說：「我做了生命回顧後發現，以前我都會為了死黨跟我媽媽吵架，可是現在我發現，那些死黨都不在我身邊了，一直在我身邊的，是我媽。」

　　有位女同學，高中時母親過世，學期結束時，她上台報告：「自從媽媽離開，家裡只剩下我、爸爸和弟弟，沉重的悲傷一直揮之不去。從此，我想盡辦法避免回家，能不回去就不回去。這學期選修臨終關懷與生命教育之後，我發現跟爸爸、弟弟能談的話題變多了，我能在家裡待久一點了。我決定，要多關心弟弟，多聽他講話，也要多關心爸爸。我已經失去媽媽，不能再失去爸爸和弟弟。」

　　有時候我們帶領學生做角色扮演，有人演病人、有人演醫生。我曾在病房照顧過運動神經元疾病的病人，是俗稱的「漸凍人」，這樣的病人越到後來，全身都不能動，只能微微張嘴、眨眼，無法說話。

　　我讓一位男同學扮演漸凍人，這位男生躺著，每當有人進來看他，因為不能說話，只好想辦法擠眉弄眼，表情非常逗趣。演完後，我們問他：「你演漸凍人，有什麼心得？」

　　「天啊，好痛苦、我好想哭喔！我想我終於懂得漸凍人的心情了……」

　　有一次，課程主題是病情告知，由學生分別扮演醫師和家屬。

家屬問醫師：「我媽媽很生氣，她覺得自己這麼年輕就生病，很不甘願，醫師，怎麼辦？」

「她要這樣想呀：很多人跟她一樣生病啊，她還可以吃東西，人家比她更嚴重。」

「不是冗，你看整個病房，就屬我媽媽最嚴重！很多人比我媽媽年輕，也沒事；很多人比我媽媽老，還是很健康啊！為什麼是她生病？」

醫師隨口回答：「那肯定是她上輩子做了很多壞事！」

全班哄堂大笑。

年輕的生命，似乎離死亡好遠，但其實「那些人」常常就在我們身邊。

上學期，有個女生，哭著來找我：「老師，我要趕去醫院，醫生發病危通知，我媽媽現在正在 dying……」

每學期剛開學，我會問學生：「近一兩年內有沒有過喪親經驗？」每班都有不少人舉手，臨終關懷與生命教育，真的和每個人都有關係。

蘇格拉底曾說：「在人類所知的一切事物當中，死亡或許是能發生在他們身上最棒的事。」可是人們卻畏懼死亡，把它當成最邪惡的一件事，不去了解，拚命推開，但

這不是一種可恥而無知的想法嗎？以為我們知道自己並不
知道的事？

　　當面臨死亡，如果我們心中有力量，知道如何因應，
知道今生我們已盡力，知道未來的生命也是生生不息，生
老病死的苦，就不一定還是苦。

　　在病房，許多病人走過這段痛苦煎熬過程時的破繭新
生，讓我們一再看到人在面對死亡時，是那麼的有潛力！
這潛力在在提醒我們，開發生命的智慧，開發心靈力量這
件事很重要，每個人都能做，應該做，而且越早開始越
好！

那一口痰

台大醫院緩和醫療病房臨床宗教師

德嘉法師

　　很多人覺得，法師什麼都應該懂，懂得人的悲傷、煩惱，懂得解脫生死，開口就能叫人家放下，能夠好好跟此生道再見。

　　沒進入臨床之前，我們道場開設佛學班，我是佛學班的老師。道場有個不成文的規定，就是：只要是班上學生和他的家人遇到臨終這一刻，老師就要去幫忙開示。

　　所以我就常常接到這種，突然有人要往生，或是突然發生意外，希望找師父開示的個案。但老實說，當時，我真的什麼都不懂。

臨終說法，無論如何我都必須開示，但要講什麼呢

　　出家幾年後，有一天，突然接到我佛學班一個學員的電話。這位學員的先生快往生了，剛從醫院送回來，躺在客廳。病人非常虛弱，可就是一口氣懸在那裡。家屬們就想，他是不是還有什麼事情放不下？罣礙著什麼？或是很害怕？想來想去，決定請法師來開示。

　　對我而言，接到電話就不能拒絕。可是說眞的，我也不知道怎麼說才是最恰當的。那一天當我才踏進學員家大廳，本來圍繞在臨終者身邊的眾親友，一看到法師立刻自動讓出一條走道，像摩西分開紅海般的神速。他們的神情，好像期待這位法師有如來神掌，一出手病人就會說：「啊，可以了，我滿意了，我放下了，我走了！」

　　踩在眾人讓出的走道上，當時我心裡只覺得：「糟了，接下來該怎麼辦？」

　　第一眼看到這位病人，我嚇了一跳，到現在我都還清楚記得他的樣子：胖胖壯碩的體格，隆起的大肚子、全身泛黃的皮膚，連眼睛也是黃的，兩個眼睛睜得好大，好像在瞪我，一口氣像快喘不過來。

　　怎麼辦？怎麼辦？我一直問自己，呼吸這麼喘怎麼辦？眼睛瞪這麼大怎麼辦？已經被趕上架的鴨子，儘管焦

慮，無論如何我都必須得講話；但講什麼呢？從來沒有人教過我。我對他完全不了解，我不知道他到底生什麼病，不知道他現在處在什麼樣的狀態中，大家期待法師開示讓他能夠放下，可是我完全不知道該怎麼做？又不能落荒而逃，只好逼自己開口了。

　　講話的過程當中，其實我心裡面……唉，一顆心怦怦跳，好害怕。我能感受到他內心的不安、惶恐，但我不知道到底是什麼事情讓他這麼驚惶？也不知道怎麼去理解這個情況？我講佛法，講無常、苦、空、無我，難道就能讓他放下嗎？講這些道理給他聽，有用嗎？那天回去之後，我好幾天睡不著。

　　再過幾天，我又接到一個電話。那是一個二十五歲、年輕漂亮的女孩，歹徒闖入房間，她被兇殘地殺害。當時兇手還沒抓到，女孩死得這麼悽慘，她的父母親非常悲傷，希望法師可以開示。我不能拒絕，只好又硬著頭皮到現場。

　　當時是冬天，我站在遺像旁邊，看到那麼年輕漂亮的臉龐，心裡好悲傷。女孩的爸媽在一旁抱頭痛哭，現場的氣氛，好沉重、好哀戚、好像空氣都凝固了，我的心也好

沉重。我站在遺像前面，甚至感受得到女孩的影像是晃動的，眼眶是含淚的，我可以感受到那是一股很大的怨恨、憤怒，和巨大的悲傷。面對這種情況，我能說什麼？我要說什麼？這麼大的心結，這麼大的問題，哪裡是我告訴她「放下」就能解決的？但我還是得說。說什麼呢？就跟前面那個病人一樣，硬逼自己說一些感覺能提供安慰的話。

像這樣的狀況，一次又一次。每做完一次臨終說法，我內心就感到好抱歉，真的好抱歉，因為在最後那一刻，家屬相信法師，他們用期待的眼神，把家人的最後一刻交給法師，我卻覺得自己什麼都沒做，愧對他們的期待。

那時，心裡常感到一股急切與渴望：我還要繼續這樣嗎？到底在哪裡，什麼樣的地方可以教我如何引導臨終者？問來問去仍茫無頭緒，只是日復一日懷抱這個疑惑。

又是同樣的問題，我哪裡懂啊

有一天，我接到一個從小一起長大的好友電話，她剛結婚不到兩年，有一個未滿週歲的女兒，表示想跟我聊一聊。於是我從嘉義搭車，到台北長庚醫院看她。

　　進到病房我還是嚇一跳。從小熟悉的身影不見了，眼前「這個人」和之前那位病人很像，肚子大大的，眼睛黃黃，臉、全身皮膚也都是。後來我才懂，原來這是「黃疸」，是肝癌末期的病人常見的症狀。

　　朋友看到我好高興，我們坐下來聊天。她說：「師父，我前幾天做了一個夢。」

　　「你夢到什麼？」

　　「我站在這邊，媽媽站在對岸，我跟媽媽中間，橫亙著一條又寬又長的河流。我在這邊，端一碗飯要給媽媽吃，我明明看到媽媽，可是任憑我怎麼叫，媽媽就是沒聽到。我好急、好慌張，聲嘶力竭地叫喊，媽媽就是沒聽到。我在夢裡好難過、好悲傷，一直想著怎麼會這樣？怎麼會這樣？後來就驚醒了。」

　　因為這個夢，她想找師父聊一聊，所以打電話給我。以現在的理解，我的朋友潛意識裡應該感覺到自己時間不多了，她心裡有數，她內心有好多吶喊、好無助，跟許多人一樣，她想找法師，剛好自己的好朋友是法師，她心裡想：「師父應該有辦法吧？」

　　說真的，當時聽到這個夢境，我也一樣好無助。我的

朋友，三十幾歲，唯一的女兒還未滿週歲，自己卻已經不久人世。跟我說話時，明明身體很不舒服，她還是一直保持著微笑。她問：「師父，這個夢到底要告訴我什麼？」

又是同樣的問題！我哪裡懂啊？我怎麼知道這個夢要說什麼？可是她是我從小最要好的朋友啊！我好想幫她，我可以感受到她內心的焦慮、無助和祈求，但當下的死亡議題，就像是橫亙在眼前的一條澎湃洶湧滾滾濁流，隨時要將她和我吞噬，隨時會滅頂，沒得商量。

因為驚嚇與自責引起的手腳冰冷等生理反應，讓我更沒有能力去理解她的狀態。疾病的痛苦到底是怎樣的情形？那些情緒是什麼？怎麼產生的？我到底該怎麼做？我可以清楚感受到苦，可是我不知道怎麼去安慰她的苦，不知道怎麼去陪伴她，引導她。我的腦袋糊成一片，又心疼、又悲傷、又自責，但我還是得講話，講苦、空、無常、無我……講完之後，就搭車回南部了。

回程三個多小時，我一直掉眼淚。我好自責，真的好自責，既悲傷，又無力。沒過幾天，就聽到她往生了。又是最後那一刻的時間，交到我手上，而我仍是引用佛經上講了很多生死、死生的道理；可是，我真的不知道怎麼

用。心裡面有個很深的吶喊，告訴我一定要去學，無論如何必得去學，這個聲音一直督促著我，可是我卻又不敢真的去學。

為什麼不敢呢？

第一，我很怕死。看到即將往生的人，我好害怕，害怕我也會變成這樣。

第二，我超級潔癖。我潔癖到，去醫院做例行檢查，要搭電梯，我一定站在旁邊等。因為我覺得電梯全是細菌，手絕對不可以摸到。所以我就站在旁邊，等到別人按電梯的時候，我再「咻」一溜煙閃進去。進去的時候，如果都沒有人按我的樓層，我會很小心地，用一點點指甲去按。回到道場，我會把衣服全部換掉，指甲全部剪掉。唉，現在想想還真是有病。出家越久越愛乾淨，對味道、異味越來越敏感。

我怕死，超級潔癖，但又好氣自己怎麼會是這個樣子。那時候出家十來年了，十幾年來，好像時時刻刻想的都是自己，怎麼了生脫死、怎麼透過禪修去看到無常、怎麼在道業上精進……每天起床後，想的都是自己。

我發覺我越來越愛自己，沒有從「自我」中解放出來，

開放自己有更大的愛和慈悲。每天我想的做的，都是爲了
自己。我知道學習陪伴病人、臨終關懷很重要，但我被自
己本身的問題限制住，沒辦法踏進去。每次我都在心裡面
告訴自己，我不能一天到晚再這樣過日子，我絕對不能荒
廢此生，但當每次想踏出去的時候，同時又有另一個聲音
說：「不行！醫院那裡太髒了，都是細菌、那裡很多人死
掉……我怎麼可以去呢？」想著想著，腳就又縮回來。

　　我是這麼的恐懼，因此對於能夠從事臨床工作的法師
們，真的非常景仰和敬佩，我總是驚嘆：「他們怎麼有辦
法做這個工作？」當時聽聞宗惇法師在病房服務，我非常
尊敬，景仰到極點，覺得這就是真正的活菩薩啊！那時跟
我同住的一位法師，已經先接受培訓了，可是，我還是不
敢碰這一塊。

要不是豆包快燒焦了

　　有一天中午，我在煎豆包。煎豆包要站在鍋子旁邊顧
著，不然一下子就煎成了木炭。豆包煎到一半，電話響
起，我心裡碎碎念：「到底是誰啊？我在煎豆包欸……」

電話一直響，我就盤算，先過去接一下，跟對方說我在煎豆包，你等一下再打吧？這樣我就可以趕快回來煎豆包。

火沒有熄，豆包還在鍋子裡面煎，我跑過去接電話，沒想到，竟然是宗惇師父打來的。劈頭就問我：「你要不要進來培訓？」

啊？！要？不要？要？不要？要？不要？我要回答什麼？

通常我對我敬仰的人，都不知道怎麼拒絕，也不敢拒絕，而且就算要拒絕，也要提出很多理由才有誠意啊，可是，我正在煎豆包欸，快燒焦了，沒時間解釋了啦！我卡在那邊，來不及思考，只想三兩句解決這個問題，所以我脫口而出：「好，法師，我再跟你聯絡！」

宗惇法師說：「那你要寄報名表給我。」

啊？報名表？「好！我在煎豆包！」

電話就掛斷了。

等到我衝回鍋子旁邊煎豆包時，我一直在想：「慘了慘了，這下子代誌大條啊！我竟然答應人家說好！還能再打回去拒絕嗎？」豆包沒有燒焦，我腦袋倒快焦了。我很

焦慮，焦慮到不行。既然答應了，總是得去，但內心有很大的天人交戰，但……那就來吧！

所以我就進台大醫院接受臨床培訓了。

剛進來安寧病房的時候，心裡非常驚慌，很多事我都不懂。道場的腳步，跟醫院的步調落差太大，道場環境相對的安定、安穩，生活在那種狀態十幾年，要馬上轉換成醫院的快速節奏，衝突好大。而且在道場，法師最大，說什麼大家都要說好，在醫院可沒有這種地位。還有，剛進入醫療系統，醫生護士講的話都聽不懂。這些都還其次。面對病人，那麼哀哀無告的眼神，那個聲音，那個味道，才是最大的挑戰。

我剛開始接受培訓的時候，真的是吃不下也睡不著，常常處在恍惚的狀態，整個人也暴瘦。可是，慢慢慢慢地，因為自己是很單純的心，去接觸病人，所以在培訓初期，就受到病人很大的回饋、感動，不但看到病人的成長，也看到自己能對別人產生什麼用處，我自己，在培訓中慢慢成長了。

我竟然有辦法接住這一口痰

　　培訓到第三個禮拜時，有一天，我進病房看一個阿嬤。阿嬤是肺癌，喉嚨裡好多痰。病房裡，看護不在，孩子也不在，阿嬤「咳、咳、咳」一口痰要吐又吐不出來，我站在旁邊輕輕拍她的背，那口痰被我拍到終於要出來了，但是，糟糕，用什麼裝？阿嬤的痰要吐出來了，要快點接著，匆忙之間，我就隨便拿了一張衛生紙。癌末病人的痰，又黃又綠，又濃又臭，一張薄薄的衛生紙，怎麼擋得住？我等於是直接用我的手去接住那一口痰。

　　我的掌心，被阿嬤的痰浸濕了，那一刹那，我流下了眼淚，好感動……我竟然有辦法接住這一口痰！內心沒有一絲嫌惡，而阿嬤因為這一口痰吐出來，她那麼的舒服。我了解，我超越了過去的自己，我非常感動，我知道，我突破了！如果沒有走入病房，我就沒有辦法去對治自己幾乎是病態的潔癖，我終其一生都會嫌棄醫院周圍很髒，到處都是細菌，這樣的我，怎麼善終啊？

　　又過了幾天，某個早晨，我正準備去參加病房會議，突然護理人員呼叫：「212（病床）！212床的病人快往生了！212的師父是哪一位？」我愣了一下，很快回過神來，不就是我嗎？我趕到212床邊，看到一位中年男性，昨天

才入院，我對他的狀況還不太了解。

　　一進病房，只看到三個女兒與病人太太，在病床邊聲嘶力竭的哭喊，現場一團混亂。她們看到我，好像溺水的人抓到一根浮木。我引導她們向爸爸道別，漸漸地，家屬情緒比較平靜了，只是一直啜泣，這沒關係，哭泣可以宣洩情緒。

　　我和他們一起圍坐在病人身邊。我有點害怕，但又忍不住一直盯著他看，心想：原來，人要往生就是這個樣子啊……這是我生平第一次，親眼看到人是怎麼往生的，往生會有什麼變化。原來，死亡是這麼一回事……我受到非常大的衝擊，看到整個人都呆住了。之後，我又好幾天吃不下睡不著。

　　幾天後，我接到一個新病人，很年輕，四十幾歲，身上很多刀疤，他得的是肝癌，肝癌病人的皮膚都黃黃的，肚子大大的，當時看起來感覺很恐怖。病人處在譫妄的狀況，老是縮在床上，一直閃躲，全身不住發抖，好像有人要追殺他，向他索命、討債。他的兩顆眼睛好猙獰，有時表情又兇狠扭曲，整張臉寫滿了驚恐和殘暴。

　　我一進病房立刻嚇得跑出來，病人看到鬼，我也看到

鬼，我看到的鬼就是病人。我根本不知道怎麼去安撫那樣的情緒，真的沒辦法。但宗惇法師押著我待在他旁邊，因為家屬希望法師幫他皈依。

宗惇法師帶著我爲病人皈依，我在旁邊協助，心裡好害怕，卻又不能逃走。既然不能逃跑，後來我乾脆正眼觀察他。看著看著，半小時之後，我突然發現，不管他怎麼閃躲，不就是這些動作嘛：手一伸、腳一踢，翻來覆去，不就是那幾招！再看他，眼睛不管怎麼猙獰，就是眼皮張很開嘛！

看著看著，突然，我發現自己超越了恐懼。我心裡好歡喜！我知道我又越過了一關。培訓的過程就是這樣，在一次次的情境當中，慢慢慢慢超越自己。

又隔天，一位八十幾歲的阿嬤往生，身邊只有一個女兒在。女兒想幫她換上入殮的衣服，可是什麼衣服不穿，偏偏拿了一件旗袍，她一個人手忙腳亂，不知道旗袍怎麼穿。

這時候護理人員都在忙，我就去幫那個女兒，爲阿嬤淨身、換衣服。旗袍很窄，所以要把阿嬤喬來喬去，我突然發現，咦，我竟然敢去抓死人的手？套袖子的時候，我

竟然敢把自己的手伸進去，把阿嬤的手拉出來。那是死人的手欸？我竟然敢去碰，我以前可是連看都不敢看啊！

　　就這樣，我一步一步，去對治自己深層的恐懼和害怕。到病房一段時間之後，我發覺，我天天想的都是病人，就算離開病房，念頭還是病人，思考接下來該怎麼做。以前的我，想的都是自己，自從開始照顧病人，想的全是病人，這個轉變，讓我好感動，好歡喜，我發現，我的心境慢慢展開了。

　　當然，照顧病人的過程，會遇到許多挫敗，畢竟病人那好幾十年累積下來的生命的糾結，不是一個禮拜兩個禮拜就可以處理的。我常常看到病人是那麼悲傷，好捨不得他那麼悲傷，可是所有我會的招式都用盡了，還是絲毫沒有辦法緩解那份悲傷，不知道問題的關鍵到底在哪裡？不知道到底哪支鑰匙才開得了心門？因此，培訓期間其實我常常哭。

我哭的，一點都不比病人少

　　在醫院跟病人、家屬抱著一直哭，回到家也哭。我也

知道不能老是這樣，只是看到那種苦，真的很捨不得，所以我調適自己心情的方法就是：去跪在觀世音菩薩面前，至誠懇切的痛哭祈求。如果在醫院，我就把佛堂的門關起來，在佛堂痛哭，我常常一邊痛哭一邊跟觀世音菩薩說：

「菩薩！祢到底有沒有看到？祢真的有看到嗎？祢真的了解嗎？有時候我都好懷疑祢到底有沒有看到？我是這麼的無力，我真的不知道接下來還能怎麼做？我真的已經到極限了。菩薩，祢能不能跟我說，教我可以怎麼做？請祢給我力量，給我一些指示，給我智慧，透過我，能夠幫上些什麼忙？能夠去緩解，這麼強大的悲傷和恐懼……」

我常常像這樣，無助地跪在菩薩面前一直哭。尤其剛開始的時候還會跟菩薩抱怨：「我就不相信祢這麼有力！祢不是能救苦救難嗎？祢不是無所不在嗎？祢真的看到了嗎？祢真的看到世間這麼多的苦難嗎？」換句話說，就是當著菩薩的面罵祂！罵完之後再祈求，祈求菩薩給我方向，因為我真的不知道該怎麼走下去？請菩薩指引我，接下來該怎麼做？

奇妙的是，每次經過這樣痛哭流涕的祈求，站起來之後，我就感覺整個人好清涼，剛才的焦慮和不安，瞬間瓦

解了，奇蹟出現：我好像又有很大的能量，又可以邁開腳步，很安穩平靜地，再次走入病房。當人充滿能量的時候，提供的就是安穩妥當的力量，病人感受得到，而且在對話中也能很快抓到關鍵，很多狀況因此出現轉圜，甚至有很大的變化。

我曾經做一個夢，夢到我走在一條山路上。山路微微的上坡，我不會喘，也不會累。走著走著——

我的左前方出現一群人，我有點疑惑，也有點害怕，心想：「那是什麼？是鬼嗎？」然後他們就消失了。

過一會兒，我的右前方又出現一群人，又消失了。那群人一個一個，樣子都很清楚。我有點擔心，想著：「到底是什麼東西啊？」

突然，下一個景象是，我就在那一群當中。他們看到我，有的揮手跟我說：「嗨！」有的跟我點頭，有的對我合掌，說：「法師好。」我覺得好溫暖，好快樂喔。

死亡，其實就是這麼一回事，死亡就像朋友。在那個國度裡，有好多我的朋友。我的好朋友都在那邊等我，有什麼好害怕的？這就是我現在對死亡的感覺。

第一章

死亡恐懼

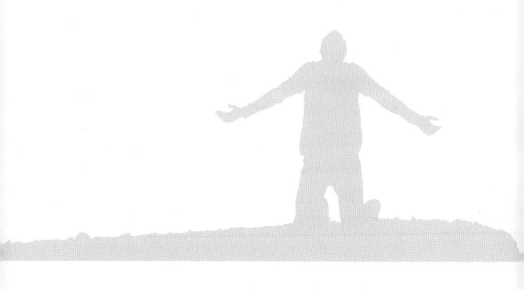

球，會往哪個方向飛

　　離婚後的爸媽宛如仇人，為了財產問題，正在打官司。小翰跟著媽媽，哥哥跟著爸爸，但兄弟倆卻像是陌生人。

　　媽媽說：「別怪我忙著工作，我得賺錢養家養你。」

　　爸爸有了新家庭，當然更無法照顧他。

　　小翰在一場棒球賽中受傷，沒想到醫師一路追蹤檢查下來，竟是很麻煩的「腫瘤」引起。爸媽輪流帶他看醫生，叫他乖乖打針、吃藥，除此之外，似乎不想跟他多說些什麼。小翰不知道該怎麼辦，瞞著大人去算命；算命先生告訴他：「你會活到八十歲。」小翰放下了心，算命先生還說：「要隨身戴著黑曜岩，穿黑、藍、綠色衣服，佛珠的線要用黑色……」小翰照單全收。

　　小翰有一位高中學長，罹患骨癌不久後往生了，學長生前在部落格寫下《沒有終點的旅途》，連載了生病、治

療、病情變化、心情轉折的點點滴滴。小翰發覺自己的發病過程，和學長很像，透過部落格閱讀，他了解病情進展，也因此認為自己「很清楚」病程，所以對治療有自己的看法，時常憑自己的好惡增減用藥。

由於腫瘤破裂大出血、劇烈疼痛，小翰緊急住院。幾天下來，小翰忍不住委屈跟病房志工淑梅阿姨訴苦：「這是我第二次進安寧病房，第二十四次住院，我好煩、好痛啊！」淑梅阿姨雖然只是病房裡的志工，她給了小翰媽媽般噓寒問暖的感覺。

爸媽雖然輪流白天和晚上的照護，仍然巧妙的避免相互見到面。爸爸雖然人來了，卻心不在焉，也不和病房團隊人員打招呼，照顧兒子好像只因為是盡當父親的義務，不得不來。他大部分時間都在閉目養神，看電視，看報紙，也很少和小翰說說話。

淑梅阿姨忍不住勸小翰爸爸：「能夠親自照顧自己的孩子，是難得的機會，要好好把握，如果來醫院只是一直在自顧自的打發時間，就失去了幫助孩子的最後機會。」

「我又不是醫生，怎麼幫他？」

「表現你的關心，就是給小翰最大的幫助。」

「表現？要怎麼表現啊？」小翰爸爸一臉茫然。

「你可以幫他按摩身體、跟他聊聊小時候的趣事、談談他的興趣與嗜好……用行動，讓小翰覺得，還是擁有爸爸的照顧疼愛。要勇敢一點、主動一點，去聽聽孩子的心聲，小翰心裡累積了很多傷害和遺憾，要好好關心他。」

「孩子病了這麼久，接下來會怎樣，我心裡有數……」爸爸紅了眼眶。

「那麼你願意試試，多和他說說話、多用行動表達你深藏的父愛嗎？」

「我努力試看看。」小翰爸爸低下頭，說得好小聲。

一天下午，爸爸問：「我記得你從小喜歡看棒球賽對不對？等下有場很棒的冠亞軍轉播賽，我們一起看好不好？」

小翰一愣，隨即眼光發亮，高興得直點頭。

球賽打得怎樣，爸爸一點都不在意，小翰的每一句話，卻深深敲進心坎裡：「爸你知道嗎，我最快樂的回憶，是國中一年級，加入少棒隊，打了整整一年棒球。」小翰看起來精神好極了：「我的偶像是職棒明星黃平洋。」

「嗯、我記得你也收集了所有黃平洋的周邊商品，唯

一的遺憾是，還缺了一顆黃平洋的親筆簽名球。」回憶，讓爸爸情緒好複雜。

「所以嘍，我勤練黃平洋的簽名，幫自己簽了一顆山寨球。」小翰住進安寧病房以來，第一次呵呵笑出聲。

從此之後，小翰與醫療團隊成員的關係變得融洽，願意配合醫師和護理師的藥物處置、舒適護理，在疼痛的時候做「全身肌肉放鬆訓練」，讓他的疼痛改善很多。也可以接受跟臨床心理師做治療性的會談。

社工師發現除了家庭互動造成小翰的困擾外，死亡的恐懼也不時從他的口中透露出，於是社工師問小翰：「介紹病房的臨床宗教師，給你認識好不好？」

小翰對於「宗教師」感到納悶與好奇，經過社工師說明後，小翰願意與宗教師談談看。

一天早上，窗外有著舒服的陽光，宗教師來探視小翰。宗教師在他的允許下掀開棉被一看，只見他兩條腿腫得像大象皮一樣粗糙，甚至還滲出黃黃的組織液。

「會擔心嗎？」

「一點點，比以前好多了。我四年前第一次抽血的時候，還當場暈倒，一個小時以後才醒過來。」

　　「可見這四年來，面對疾病，你進步了很多。人生什麼狀況都可能碰到，重要的是，碰到問題的時候，我們用什麼態度面對。通常，如果我們的態度越正向、心念越光明，就能過得越好──」宗教師突然停下來，盯著小翰看：「我說這些，對你會不會像在說教、太抽象了啊？」

　　小翰覺得這宗教師頂有意思，微微一笑：「不會。」

　　「如果我講太深奧，你聽不懂，要告訴我喔。」

　　小翰點頭。

　　「我聽說，你平常都有在念白衣神咒？」

　　「對啊，我念過一萬八千遍，那時候，病情真的有好轉欸！」

　　「很好呀，尤其現階段，持咒對你特別有意義，因為持咒的好處，就是擁有無量的光明，來照亮我們未來的方向。」

　　想了一下，小翰問：「持咒可以讓我不出血嗎？」

　　「出血是比較嚴重的情況，還是需要醫療團隊的專業協助。持咒則是可以幫你心情更平靜，可以感受冥冥當中有菩薩保佑，就不會感到那麼大的痛苦和恐懼了。身體和心靈，是緊密相連的，身體的苦，能幫助我們領悟生命的

真相；心靈的平安，能幫助身心狀況更趨穩定。受苦，也許不是我們能左右的，但我們可以練習，把痛苦看得更清楚，那麼受苦就有它的積極意義了。」

小翰年紀輕，症狀穩定後，主治醫師召集團隊與家屬開家庭會議，會議中小翰父母非常不捨、不想放棄任何一絲的希望，強烈要求醫療團隊不要放棄小翰。最後的結論決定：會診外科醫師討論，是否針對腫瘤再開次刀？

外科醫師來病房會診後，宗教師不放心小翰的反應，專程去看看他，一進病房，只有小翰一個人在。

「剛剛醫師又把我爸叫出去談了。」

「你會擔心嗎？」

「不就是開刀的事嘛！」頓了一下：「可是我忘了先跟醫師說我的想法，還有我媽媽的想法。媽意思是希望，只要切除腫瘤就好了，不要截肢。我是覺得無所謂，我只要不再痛就好了。只是——」小翰遲疑了：「醫師說，這個刀是高難度，我的範圍太大，不好開！」

「那你心裡是怎麼想？」

小翰故作瀟灑：「如果失敗，就會死，那就算了；至少就不會再痛個沒完沒了！」

「疼痛聽起來，是你最大的困擾？」

「我不想再痛了！這次住院，主要是想處理劇烈疼痛和大量出血，但我覺得不如預期。」

看著爸爸走進來，小翰用目光詢問。

「醫師說，你還沒有轉移到肺部，如果轉移到肺部就不能進行手術了。跟你媽商量看看吧，開了刀，雖然會少一條腿，至少腫瘤不會那麼壓迫神經。」

護理師剛好推著分藥的小推車進來：「小翰，你考慮開刀了嗎？腫瘤壓迫神經真的太痛了，可是疼痛控制，除了將腫瘤切除外，還有別的方法，施打皮下注射的嗎啡針就是值得一試的方法，打針的技術也很簡單，你為什麼都無法接受打針呢？」

「我以前打過肌肉注射的止痛針，根本沒用，照痛！」

「你只打過一次啊！而且是兩年前的事了，同樣是止痛針就分為好幾種，目前醫師評估你的疼痛，應該使用嗎啡類的止痛針才會有效。只因為一次不好的經驗，就否定掉全部的止痛療法，讓自己忍受這麼大的痛苦，真的實在沒必要。」

小翰掀開棉被，指著腿上的腫瘤咬牙切齒：「我兩個

月前就想開刀了，之所以沒開，就是想到萬一割掉之後，腫瘤又從別的地方長出來，怎麼辦？可是，我再也受不了這沒完沒了的折磨了！」

宗教師盯著小翰：「假如，我說假如，手術的結果不如預期呢？」

「那也不是我能掌握的。」

「對！所以，我們心裡要先做好所有可能性的準備，到時候比較容易面對。就像打棒球，會遇到什麼球，很難預料。你打棒球，是在什麼位置？」

「不一定，都有，當一壘手比較多。」

「在打球的過程中，球會往哪個方向飛，很難預料。但不管球往哪飛，每個方向都要有人守。人生的事，也有很多可能性，我們都要準備好去面對。」

宗教師看到桌上剛好有一本《最後14堂星期二的課》：「這本書的主角，是一位大學教授，他生了一種怪病，俗稱漸凍人。他的學生，在最後十四個星期，跟著老師上了最後十四堂，體驗生命意義的課，很感人。」宗教師看小翰好像很疲倦：「如果你沒有力氣看書，可以讓我或志工阿姨唸給你聽，不用客氣。」

身體的衰敗已經勢不可擋，小翰全身每個地方都在痛，痛的時候，就大哭大叫，卻又固執的不肯接受醫療團隊的處置建議和疼痛治療。

這天晚上，他又痛得哀嚎不已，媽媽像平常一樣耐心安慰：「生病就是這樣，你要忍耐、試著睡一下吧，睡著就不痛了！」

小翰卻氣得大吼：「你根本不懂我有多痛，乾脆一刀殺了我算了！」

白天忙工作，下班又要跑醫院照顧小翰，長期身心俱疲的媽媽也失控：「動不動就要死，好啊！」她抓起桌上的水果刀：「要死？我這裡有刀子，你拿去啊，要死，你媽我陪你一起死！」

醫師和護理師聞聲趕了進來，先搶下媽媽手中的刀子。

小翰絕望大哭：「當初只為了止血，說先住院一個月，結果併發症一大堆，誰知道越搞越糟糕……」

媽媽也跟著情緒崩潰、失聲痛哭。

護理師陪著媽媽先離開病房一下，宗教師聞訊趕來靜靜坐在小翰床邊，什麼話都沒有說。

　　小翰蒙頭哭了好一會，掀開被，發現宗教師還在：
「為什麼來看我？」

　　「小翰，我記得以前你說過，持誦白衣神咒很有感
應，還說，你一直覺得你會活到八十歲。這些話，我很認
真聽下來了，我也希望你的願望真的可以實現，這輩子不
行，至少下輩子要可以。」

　　「小翰，生和死，看起來很嚴重，仔細想想，也沒什
麼大不了的。一口氣不來，就是下輩子的開始。我在病房
看了太多的死亡，學習到最多的，就是準備死亡；如果今
天我即將臨終，我一定會好好疼惜自己、善待自己，把心
念調整到最好的狀態。當心念越集中，力量越強，越容易
與光明相應，越會知道下一步的方向。相反的，如果心念
渙散，可能會經歷前所未有的恐懼經驗。」

　　不知不覺，小翰平靜下來，專心聽宗教師說。

　　「可是，當你要集中心念的時候，可能會遇到障礙，
例如，當意識不清楚，不知道自己到底要什麼？不知道自
己要去哪裡？或者心中有個遺憾，被這個遺憾卡住，一直
覺得好難過，只顧著難過，心神散亂，心念沒辦法集中，
那麼，你就沒辦法發揮應有的力量。」

「佛教所謂的念佛，就是在幫助我們把握心念、集中心念，開展力量。你現在還可以思考，意識還清楚，但也許再過幾天，癌細胞長得更大，可能影響腦部的功能，到時候，你連思考都做不到，甚至陷入昏迷，想念佛都念不來了。」

「其實你應該好好把握，還可以念佛的日子，一字一句，把佛號念進去，深深地念進你的心裡，就像當初你揣摩黃平洋的球技一樣。用心揣摩佛號的意義，進入佛菩薩的慈悲和光明裡，不要離開。把佛號念到就算有一天意識不清楚了，也不會忘記，這樣，就能發揮心的力量，超越身體的痛苦。」

「我在這裡陪你，是希望結合我們兩個人的力量，幫助你在最後有限的時間裡，達到最佳的練習。不要一直把念頭的重心，放在身體病痛上，現在有比想著疼痛更重要的事要做。除了練習念佛號，還要練習如何排除可能障礙你的因素，你可以練習開口，勇敢把自己的心聲說給爸媽聽，不要覺得不好意思，如果不講，這個糾結會一直跟著你，礙著你。」

隔天下午，和小翰很投緣的高中導師來探望：「從現

在開始，只要你需要我，隨時可以請父母或看護阿姨打電話給我，我都願意來陪你念觀世音菩薩。你現在有什麼心願？或者有什麼放不下的？」

「我比較放不下媽媽。」

「你可以跟我一起禱告，跟著我念，每句念兩次：『媽媽菩薩，你很有智慧，希望你一切都很好！』想像媽媽在我們面前，對著她懇切地禱告。」

小翰彆彆扭扭的念：「媽媽菩薩，你很有智慧，希望你一切都很好！」

「如果念不出聲音來，也可在心裡念。」老師帶小翰繼續念：「媽媽菩薩，謝謝你，祝福你一切順利！」

「媽媽菩薩，謝謝你，祝福你平安如意！」

「希望我能平安往生，觀世音菩薩來接引，到阿彌陀佛極樂世界！」

「希望我能平安往生，觀世音菩薩來接引，到阿彌陀佛極樂世界！」這一句，小翰念得情真意切，讓老師覺得心好酸。

醫護團隊根據病情判斷，小翰大約剩下不到三天的存活期，慎重告知小翰爸媽：「要做最壞的打算與心理準

備，協助小翰心願的完成，對他這一生，意義是很重大的。」

小翰父母無言地相互對望了一眼，護理師輕聲透露：「小翰最大的心願，就是看見父母不再怒目相向，即使是演戲，希望你們可以讓小翰沒有遺憾，帶著笑容，離開這個令他煩擾、疲憊的世界。」

一天傍晚，宗教師走出小翰病房時，看護阿姨追了出來：「師父，我可以跟你談一談嗎？我很害怕，我從來沒看過人死的樣子，聽說看到死人，很不吉利，會遭災厄！」

「我們病房的工作同仁，天天都在協助病人平安往生，好像也都還滿順利的！」

「小翰有跟我說，知道大家都很關心他，為他好，因為身體很痛，才對大家發脾氣，他覺得對所有照顧他的醫護人員很抱歉。小翰還說，要我幫他念佛迴向。我也希望能幫他最後一個忙，讓他走得平安，沒有痛苦。」

宗教師諒解的拍拍看護阿姨，她卻哭了出來：「我也有個兒子，今年才十歲，在雲南，我好想好想他，不知道他過得好不好？會不會孤單？會不會被欺負？會不會埋怨

媽媽不在身邊？」看護阿姨不停抹著淚水：「我也想念佛，保佑我遠在老家的孩子，沒災沒難的長大，師父，你也教我怎麼念佛好不好？」

隔天一早，小翰的爸媽，破天荒同時出現在病房，用行動來陪伴兒子；他們雖然表情有些僵硬、尷尬，但也壓抑著沒吵架，只是一左一右坐在病床邊幫小翰按摩，想讓他舒服些。而小翰的哥哥，第一次出現在病房，這是多年來，他們一家四口，第一次團聚一起。

小翰看著爸媽和哥哥，靜靜的流下眼淚，嘴角泛起淺淺的微笑，這場景哪怕是短暫的一瞬間，這也是小翰日思夜想的天倫夢，如今夢想成真，卻事已至此⋯⋯

到了下午，小翰又翻天覆地的痛起來，大量的止痛藥物在此時似乎幫不上什麼忙，媽媽和看護阿姨急著找醫師，醫師採用「緩和性鎮定療法」讓小翰迅速緩解疼痛。

趕到病房的宗教師，刻意把心經念慢，讓小翰聽清楚經文內容。

「我沒力氣，念佛了。」小翰氣若游絲。

「沒關係，你不用念，只要用耳朵聽，用心念就好。」

念佛號時，小翰數度落淚，不知道為什麼，小翰吐出

了很多黑色液體。在醫護人員趕來處理後，蒼白無力的小翰很努力擠出：「師父，你念得，很好！」

「師父繼續帶你念好嗎？」

小翰虛弱的點點頭。

「把你的心念放在觀世音菩薩聖號上，去感覺菩薩的光明和慈悲加持著，試試看。」小翰漸漸平靜下來，睡著了。

該來的大限還是來了，那天晚上，病房裡只剩小翰和爸媽三個人在。小翰迴光返照似的，拉著爸爸媽媽的手：「我愛你們，請你們，不要再互相傷害了。」把爸媽的手，交疊一起，親吻了好久：「謝謝你們也愛我，我好睏，我要先睡了，爸晚安、媽晚安，觀世音菩薩、晚安……」

佛學老師

　　李先生，56歲，是佛學社團的老師，佛學知識相當豐富，還帶領助念團二十幾年，助念過無數臨終者和往生者。

　　在一次助念當中，李老師突然覺得呼吸很費力，起初不以為意，以為念念佛就會好轉，可是胸部依然像被鐵衣束縛著，還不時咳出佈滿血絲的痰，接著體重迅速減輕十多公斤，在家人和學生一再好言相勸，才不情願地去住院接受檢查。

　　當醫師將所有檢查的報告，拿到病床邊告訴李老師和他的家人時，他覺得醫師只是輕描淡寫地念出：「肺癌，有骨頭多處的轉移。」然後把化學治療、放射線治療、緩解性手術開刀、標靶治療等聽不懂的醫學術語迅速地念完。

　　李老師正想多問幾句病情可能的進展和相關療法時，

醫師馬上被護理站傳呼過去，讓他很生氣，要求立刻就辦理出院回家。他認為回家好好持經咒、多做善事，就可以讓菩薩將自己的腫瘤變不見。

經過三個多月的努力，李老師的呼吸窘迫、疼痛、沒有食慾更加厲害，身形更加消瘦，有時候全身肌肉還會不自主地抽筋，但還是堅持幫人助念。在一次幫人助念時，突然昏倒，大家七手八腳將他送到醫院急診室。

檢查後發現，肺癌除了骨頭外，肝臟、腦部都有腫瘤轉移的現象，兩側肋膜也出現大量的積水，會診胸腔腫瘤專科醫師後，認為進行治癒性療法已經不可能了，並且預估存活期不到一個月。家屬希望醫師想辦法拚看看，一再追問是否還有機會進行化學治療？

主治醫師神情凝重地告訴家屬：「如果勉強進行化學治療，可能會引發血液中白血球降低、或嚴重細菌感染，甚至造成連醫師都沒有把握處理好的敗血性休克。到時縮短生命是可預見的，常見的情況，是多數的病人會猝死，令所有的人都措手不及。」

家人聽完主治醫師的解說，六神無主，醫師主動向他們提起：「安寧緩和醫療，是目前合適的療法。」

「安寧緩和醫療？」家屬一頭霧水。

「對於末期病人來說，經過安寧病房的醫療團隊，依個別所需的照顧下，可以讓病人得到身、心、靈的整體平安，同時他們還會顧及到家屬的情緒支持。」

家屬打聽到安寧病房也有臨床佛教宗教師，符合李老師的需求，就請醫師幫忙，照會安寧病房醫師，經過詳細的評估與說明照護方式後，經過病人和家屬簽妥住院同意書，迅速安排入住安寧病房。

剛住進安寧病房，在醫師詳細評估，給予對治的療法，李老師病痛很快就受到控制，護理師教導家人幫李老師拍痰、舒適擺位等護理技巧，李老師更舒適了，讓家人也發現安寧病房真的不一樣。

體力有所起色的李老師，又回復過去「為法忘我」的熱情，只是體力還差了一大截，往往講了一段佛法之後，就會氣喘吁吁，需要稍事休息一下，無法暢所欲言，讓他心情頗為抑鬱。大家知道他喜歡「誨人不倦」，常自願充當聽眾，聆聽他過去為人助念的種種。每當李老師提及被助念的往生者，出現瑞相，他臉上出現的線條就會無比地柔和，眼神也會光芒四射，只是呼吸不順常會中斷他的

「開示」。心理師了解這些狀況後，順勢提及病房的宗教師可以教導「數息療法」，協助他度過喘的困境，不妨一試，李老師則不置可否。

宗教師第一次去看他，李老師就斜眼瞄、下巴抬高、鼻孔朝天，比口試委員在問考生還尖銳：「法師，告訴我什麼叫苦、空、無常、無我？」

宗教師見到他這種態度，暫不想立刻回答他這個佛學知見上的詰問。

但若是換醫療團隊成員進去看他，李老師就一定要拖住大家，開示佛法的道理，講解高深的見解，指導大家該如何開悟地過生活。這種「好為人師」的態度，有時候讓醫療團隊的成員頗覺為難，因為安寧病房內大家都很忙碌，但也有人有不同的宗教信仰，所以很多人都會用各種不同的藉口，善意地來迴避他滔滔不絕的「開示」。

過了一段時間，有一次佛學老師站在病房門口，看到一位宗教師走過去，就跨步攔人：「法師法師，什麼叫苦、空、無常、無我？」這一次，下巴的角度稍微低一點了，鼻孔也小一點，眼睛也正一點了。

宗教師微笑點頭，錯身而過。

　　第二次，李老師在病房走廊又遇到上次被攔住的宗教師，依然搶上前問：「法師，什麼叫苦、空、無常、無我？」這一次，下巴更低了，鼻孔端正了，眼睛也看人了。

　　不過，宗教師還是笑一笑，點個頭就走。

　　第三次，李老師看到宗教師：「請問法師，能否開示，什麼叫苦、空、無常、無我？」他的態度顯然和緩、有禮貌多了。

　　宗教師直視他的眼睛，字句清晰有力：「你現在的情形，就是苦、空、無常、無我！」

　　李老師愣住了。

　　宗教師趁這空檔又說：「你的病痛，你的身體，就是苦、空、無常、無我。」說完就走了。

　　沒想到這種莫測高深的回答，卻十分符合佛學老師的胃口，反而勾起他的心思：「咦，這個法師好像真的有點東西，可以教教我。」

　　什麼叫苦、空、無常、無我，真的有必要跟他解釋嗎？他是個佛學老師，他會不知道嗎？他要的不是引經據典，不是字面的意義，他只是想掂掂這個宗教師的分量、測試看看這個宗教師夠不夠格跟他對話而已。隨著病情的

變化，李老師對未知情境的焦慮感越來越重。

　　同房隔壁床病人快往生了，聽醫師告訴家屬：「臨終病人會有意識變差、血壓下降、四肢體溫變得冰冷、尿量極度減少等一連串瀕死症狀，出現的症狀愈多，表示存活期不久了，尤其是臨終前的嘎嘎呼吸聲，會很清楚。」

　　這位帶助念團帶了二十幾年的佛學老師，見識過無數次的場面，一聽到這種呼吸沉重的聲音，竟然嚇得縮在自己的棉被裡，全身發抖，不斷飛快念誦：「阿彌陀佛、阿彌陀佛、阿彌陀佛……」

　　隔天早上李老師全身冒冷汗、心臟亂跳、覺得自己就快要死了般，家人趕緊請醫師來看，經過初步檢查後排除與疾病有關，判斷可能是恐懼死亡的靈性困擾，於是護理師就找來了宗教師，希望幫李老師好好做靈性輔導。李老師談到親自目睹隔壁病床病人瀕死的這件事，語氣依然透露著驚慌，宗教師反倒是四兩撥千斤：「你是助念團的團長，學了這麼久的佛法，又是教導佛學的老師，你也清楚知道，每個人都有這一天。萬一以後再遇到這種狀況，你就去幫他助念啊。」

　　隔沒幾天，鄰床新進來的病友，出現類似的瀕死症

狀，李老師還是嚇得逃出病房，去找一塊僻靜的地方「避難」，護理師瞧見了，知道逃避不是辦法，於是找來宗教師來協助。沒想到這回宗教師竟然拉著李老師：「走，我們一起去幫那位病友助念！」

李老師硬著頭皮回病房，心驚膽顫開始助念。因為有宗教師的押陣，讓李老師漸漸安定下來，恢復往日臨場的自信與勇氣。經過這次練習之後，宗教師告訴他：「你可以慢慢去觀察，病友在瀕死時和往生後的變化。」

用佛教的說法，人在瀕死時會經歷「地」、「水」、「火」、「風」的「四大分解」：

當「地」大分解的症狀出現時，病人會覺得身體變得很沉重，好像一直要往下墜落，或覺得自己坐立不穩、快摔倒了。因此臨床上觀察病人會出現躁動不安，不管怎麼換姿勢都很不舒服，想下床踩在地上，因為人在床上的感覺像懸空，所以要「腳踏實地」讓自己感到安全；有的病人會想要用力抓住床邊的欄杆，這樣才不會有要掉下深淵的感覺等等。

這在醫學上的徵象，往往出現骨骼、肌肉、筋膜開始毀損，內在微細蛋白質崩解、脂肪細胞大量減少、免疫功

能迅速下降，體表外觀會呈現消瘦的惡病質，身體功能變差無法聽從大腦的使喚，往往力不從心，動作十分遲緩，需要輔具協助行動，日常生活作息幾乎都要有人扶助才能達成。

當「水」大的分解症狀出現時，病人會一直冒汗，心跳加快不規則，血壓下降，身體變得濕濕悶悶的，也可能會大小便失禁、淚水、鼻水、口水不由自主地流出來。醫學上的徵象，是身體控制液體分泌的括約肌鬆弛或萎縮，造成液體的滲出，例如膀胱的括約肌萎縮，會造成小便失禁等。

當「火」大的分解症狀出現時，病人會覺得很燥熱，嘴巴、鼻子也變得非常乾澀。醫學上的徵象，是由於身體的代謝功能惡化，所有的功能趨於衰竭，為了維持自身的恆定性，自律神經會渾身解數地做工，因此臨床上會出現冒冷汗、心跳淺而快、體內如火燒灼、但四肢摸起來卻異常冰冷的現象。

當「風」大的分解症狀出現時，病人會覺得好像快吸不到空氣，呼吸變得很急促，一直喘氣。漸漸地，病人連喘氣的力氣都失去了，就演變為「喟嘆式呼吸」，也就是

很長很長地吸一口氣，然後像嘆氣一樣呼出來。

以醫學上作用機制來說，上述都是腦部功能衰竭所致，尤其控制呼吸中樞的腦幹，其自我協調的功能受損。外觀上會有呼吸型態改變，呈現忽快忽慢的「陳式呼吸」，也會造成呼吸輔助肌肉（如胸壁肌肉）的過度用力，呈現吸進去的氣息少，呼出來的氣息多，造成血中氧的飽和度降低，外觀呈現嘴唇發紫、四肢末端發紺。

李老師藉著助念機緣，仔細地觀察了幾次不同病房病友的往生，慢慢地，他發現自己比較不那麼緊張害怕和焦慮了，也開始明白，每一個人，都有一天會經歷這些歷程，和這些「四大分解」症狀。有了這些經驗累積下來，李老師才開始認真思考如何「做功課」，為自己最後的階段，來好好地實修努力。

佛學社團的學生，時常一群一群來看他。每次有學生來，他總是勉強正襟端坐在病床上，仍擺起老師的架子，滔滔不絕開示佛學義理。等到學生們走了，他就整個人癱在床上，好像耗盡氣力般虛脫。

宗教師每每看到這情形，便問：「你能不能做你自己？你現在就是最棒的生死示現，你做自己就好了！」

日復一日，佛學老師的狀況變得更不好，更喘、沒辦法走路、只能躺在床上，大小便都無法自理。醫師根據病人的情況，給予嗎啡類的藥物，讓李老師能呼吸得順暢些。護理師衛教家屬，注意病房內的空氣流通，使用小電扇對著病人的臉部吹拂，做舒適擺位和適度的拍背清痰，用沾有茶葉水的棉籤，塗抹他乾裂的嘴唇，這些都能讓李老師舒適些。

雖然身體還是羸弱，李老師還是用功地念佛，並且配合呼吸念佛，念念都觀想有佛光的照攝與加持，因此心中充滿了光明與祥和。他已經預先知道，臨終之前一連串的歷程和變化了，一切都交給佛菩薩了，所以不再慌亂。

李老師領悟到：一輩子讀經，念佛，可是好慚愧，都沒有用在生活中。只停留在表面上的理解，過於執著於名相的解說，卻沒有經過「實修」驗證，把佛法融入日常生活當中。現在才終於明白，原來死亡過程是這麼真實，也與現時的自己那麼貼近，但沒有想像當中的可怕！更何況已經幫那麼多人助念過了，對這些領悟的基礎更有把握，既然已經知道該怎麼做了，就好好做準備吧！

社團的學生們又來看李老師，大家看他不像平常端

坐，而是隨意躺在床上，看起來懶散病懨懨的，沒什麼精神，也不大說話，跟平常的形象完全不同，就打算以心戰喊話、來鼓勵老師：

「老師，你怎麼可以這樣？你要振作、要堅強，要一心念佛。」

「是呀，正念往生，到最後一口氣，都不要忘記精進的念佛啊！」

「不要再這樣躺著了啦，趕快起來，老師，你是我們的榜樣，要示現莊嚴形象給我們看啊！」

「你們都給我住口！」就在大家七嘴八舌的指正後，李老師突然大喝一聲，大家被嚇到閉嘴噤聲。

「你們根本不懂！念佛一點都不是你們想像的那樣，念佛，是與我們日常作息密切相關，行住坐臥都可以念佛，不是執泥於固定形象，也不是在佛堂之中才能為之，只要心中有佛，念佛憶佛，舉止行為都向佛學習，心心念念，為眾生的利益迴向，這才是真正的念佛。」

理論與實際的落差看出來了嗎？學佛不是只在於能言善道，不是拿來炫耀的，要能落實走入生活。台灣目前幫人助念的風氣十分興盛，除了蓮友們的善心和助人熱忱

外，更多生死教育的觀念有待落實。社會上，像這樣佛學
老師的例子，可能不勝枚舉，如何將認知到的佛學義理，
化爲眞實的生死體察，安寧緩和醫療的實施，也提供了另
一學習和落實的坦途，這值得大家深思！

當阿彌陀佛遇見耶穌基督

49 歲的卉如罹患食道癌，已經做過氣管切開術，不僅疼痛，外觀上的不好看，深深地困擾著愛美的她。

卉如的媽媽在腫瘤科病房看到介紹安寧共照的小單張，上面寫著會有一組安寧專業團隊成員，一起協助原照護醫護團隊，來照顧病人身、心、靈方面的問題，只要徵詢主治醫師意見後，可以請主治醫師發出會診單，請安寧共照小組前來說明。

安寧共照小組的成員有資深的醫師，有安寧共照護理師，其經過特別的安寧療護理念與實務的訓練，是小組的靈魂人物，除了定期訪視病人外，還負責銜接病人需要的專業人員。共照團隊中的臨床心理師、社工師、宗教師和安寧志工也都視情況需要而去看病人，配合原醫療團隊的療程，憑專業上的建議，加入適當且合乎倫理規範的症狀照顧、心理輔導、靈性照護等。

　　卉如和媽媽經過共照醫師詳細說明後，簽署了「不做心肺復甦術意願書－ DNR」，就是萬一病情進展到了無法治癒的階段，而且經過兩位專科醫師的專業判定，確定為末期，那麼可以在瀕死時候不再施行氣管內插管、心臟體外按壓、血管升壓劑等。

　　稍早之前，腫瘤病房護理師曾和卉如筆談，她寫下了：「我想安樂死。」讓護理師很心疼，加上共照護理師評估卉如的靈性有嚴重的困擾，於是在第二次探訪時，找了宗教師一同前往，希望能夠在靈性輔導方面幫上忙。

　　還沒進門，卉如媽媽就攔在走廊上擋住宗教師：「師父，我女兒是信耶穌基督的，你不用叫她念佛，也不要向她傳教可不可以？」然後又怕冒失得罪宗教師似的：「我是吃齋念佛的，我沒排斥師父的意思，我也天天誦經做早晚課，時時把佛放在心中。」

　　「請放心，我們只是來看看她，陪她談談話，不會強迫她念佛的。」宗教師很和悅地回答。

　　共照護理師一走進病房，便對卉如說：「師父是醫療團隊的一份子，今天也來看妳，想不想跟師父聊一聊？」

　　卉如以訝異的眼光打量著宗教師，遲疑了一下才點

頭。

「卉如，生病眞的很苦，因爲太苦了，妳才會想安樂死，是嗎？」

她點點頭。

「我們安寧團隊的醫師，一定會盡全力減輕妳身體的痛苦，讓妳覺得舒服些。願不願意再給團隊一點時間，接受醫療團隊們的幫忙？」

她不點頭也不搖頭，臉上看不出表情。

「妳的兩個兒子，每天都來看妳，他們一定很捨不得媽媽一心想提早走。」宗教師的親情喊話，卉如還是冷漠沒反應。看這樣子，宗教師只好搬出「有力人士」進行遊說：「我相信，主耶穌基督，也不願意看到你動念想要安樂死。」

卉如只是冷眼瞧著，空氣頓時爲之凝結。

這一刻，宗教師眞是覺得無力又沮喪……過了一會兒，卉如竟然主動要紙筆：「我原本也是信佛教的。」她嘆口氣，繼續寫：「在我婆婆往生前五天，我答應她，她的牌位和祖先牌位，我會負責供奉，但是幾年後，因爲一些原因，我跟著兩個兒子改信了基督教。我是不是因爲背

叛佛教，才會被佛祖懲罰，得到食道癌？還是因為沒有遵守諾言，沒有供奉婆婆和祖先牌位，才會被祖先懲罰？」原來，這才是卉如心中最沉重的罣礙。

卉如的兩個兒子一前一後的進病房，奇怪的打量著宗教師，看她來幹嘛的？

「就我知道的，生病有生病的因緣，改變信仰有改變信仰的因緣，二者之間並不是直接的關係。妳會選擇改信基督教，當時一定有很重要的原因吧？」宗教師關心地問。

「對！那幾年家裡發生很多事情，當時兩個兒子都信仰基督教，跟兒子到教會時，能讓我忘卻那些不愉快，兒子也鼓勵我跟他們有一樣的信仰，每個禮拜都去教會做禮拜，一晃眼也好多年過去。」

「所以妳從教會的信仰得到安心？」

病人點頭。

「這並不是壞事，能從信仰中得到安心是福氣，相信佛菩薩也會祝福妳！」宗教師幫忙想個好主意：「至於婆婆和祖先牌位，或許可以請到佛寺去供奉，寺裡每天早晚都有法師們在課誦，每逢初一、十五，逢年過節，也都會祭拜，很熱鬧的，你們可以考慮看看。」

卉如茅塞頓開看著兒子，宗教師轉問兩個兒子：「你們覺得呢？你們願意幫媽媽處理這件事嗎？」

大兒子立刻說：「媽，妳放心，我會好好安頓阿嬤和祖先的排位。」

卉如雖然點頭，但又好像還有一些遲疑。

「卉如，妳也可以找個時間，自己一個人誠心向婆婆懺悔，跟婆婆解釋，和兩個孩子雖然信了基督教，還是會好好安頓她和祖先們的牌位。」

卉如欲言又止，考慮了一會兒，接著寫道：「師父，能不能現在就帶領我跟婆婆懺悔？」

於是宗教師一句一句帶著她，向逝去的婆婆懺悔，請求原諒，也解釋往後祖先牌位將安置在佛寺，每天都能受到供奉，請婆婆放心。經過這一番誠懇而衷心的稟報，卉如表情放鬆多了。

「這樣，我婆婆真的有聽到嗎？我可以擲筊問問看？」

看卉如這麼寫，「當然可以啊。」宗教師回答。

虔誠基督信仰的小兒子，表情有著不可思議的莫名其妙，正想出言阻止，被大兒子拉住。大兒子掏出兩枚硬幣，由於卉如已經虛弱得無法擲筊，委由大兒子代替。

「聖筊！」大兒子不可置信看著，不敢亂動。

小兒子好奇的把地上一正一反的硬幣拿起來，送到母親面前讓她看個仔細。

卉如終於笑了！

才沒一會兒，卉如表情又黯淡下來寫著：「我先生自殺死的，是不是因為我罪孽很重，才害他自殺替我謝罪？」

「每個人的行為，都是自己的選擇，跟誰的罪孽重不重沒有關係。」

「以前婆婆還在世的時候，我常跟她頂嘴，我不孝的罪過是不是很深？」卉如繼續寫，原來在她心中有很多前塵往事的自責包袱，造成如今很深的罪惡感與惶恐。

雖然宗教師是出家法師，因為卉如信仰基督教，便權宜的勸她：「不管覺得自己有多少罪，妳都可以把所有的罪責重擔，交給慈愛的主耶穌基督，相信主耶穌基督願意為妳承擔一切，願意帶給妳平安，只要妳肯把自己真正的交給祂。」

「到底有沒有地獄？」卉如筆跡竟有些抖。

「假如只是形式上信了基督教，心中沒有妳的主，總

是在擔心妳的罪，當下就很苦，就像在地獄，也不用談到以後了。但是，如果能將妳的罪交給主耶穌基督，向祂懺悔妳的一切過錯，感謝祂願意代你承擔一切，時時活在恩典之中，當下就能脫離地獄，回到主的懷抱。」

卉如流著淚點頭。

臨離開病房，宗教師習慣性的雙手合十祝福：「阿彌陀佛！」

卉如神情莊重地用筆回應：「奉主耶穌基督之名，阿門！」

另類世界大同、宗教一家親！

第二章

不捨

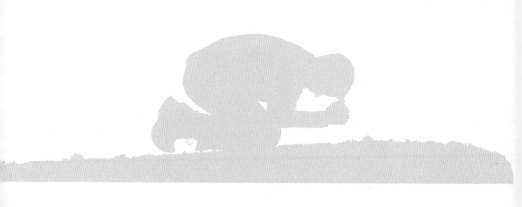

一切災殃化爲塵

　　阿芬阿嬤，85 歲。本以爲只是簡單的喉嚨發炎，吞嚥困難，沒想到診斷結果竟然是轉移性的皮膚惡性腫瘤，在咽喉處長了一個大腫瘤，輕輕一觸碰就會出血。因爲年紀大、腫瘤很大、轉移的部位很多，對於治癒性療法反應不好，於是被轉介到安寧病房，繼續接受安寧團隊的療護。

　　家人爲了怕阿嬤受不住惡性疾病的打擊，極力隱瞞病情眞相，編了個謊言，善意地欺騙她口腔有個破皮而已，醫師還有很多還沒拿出的「口袋好藥」，可以讓病痊癒，讓阿嬤活到一百歲。因此，雖然住進醫院，阿嬤還是對治療抱著極大的期望。

　　篤信觀世音菩薩的阿嬤，平日總是持誦著觀音大士的白衣神咒，口中不時喃喃：「天羅神，地羅神，人離難，難離身，一切災殃化爲塵。」這也是阿嬤心中每天的衷心

祈求。

　　在醫院住了幾天，症狀的處置很穩定，醫師建議可以出院回家休養。但阿嬤的大女兒靜美對於出院回家照顧，擔心若有臨時緊急狀況，無法處置，不知如何是好。

　　「你回家前，我會先教好基本的照護技能，每周我們居家護理師可以到你家至少訪視一次，有必要的時候，還會協同資深的醫師、心理師、社工師或志工們，到你家做評估和處置，這樣還可以省掉你們往返醫院的奔波。」居家護理師小如解說：「讓病人在自己熟悉的家中，可以很自在地活動，也可以享有安寧療護居家的照護，萬一有緊急事故，可聯絡居家護理師的手機。如果有突發的症狀又需要住院，居家護理師可以居中協調，再次入住安寧病房的事宜，這些都有健保的給付。家屬只需要負擔居家小組往返的兩、三百元車資即可。」

　　靜美聽完後，簽署安寧居家照護的同意書，阿嬤想到可以回到家中、看到疼愛的孫子女，便迫不及待地要求出院回家，轉為居家照顧。旅居美國的女兒立美，帶著子女特地回來，幫忙在家中照顧母親。

　　居家護理師小如就照出院前的約定，在出院後的一

周內,與靜美聯絡好,會同資深的林醫師,和兩位實習醫師到阿嬤家中,發現居家環境不但很寬敞明亮,連臥榻都換上了大的醫療用床,方便阿嬤上、下床鋪。阿嬤還跟居家護理師說:「覺得在自己家陽台上曬曬太陽,是最大的享受,可以活動一下、不會躺太久,讓骨頭都生鏽了。」

醫師測量阿嬤的血壓,做完整的身體檢查和問診,護理師則在一旁檢視女兒對阿嬤的腫瘤傷口照護,和日常給藥方式,實習醫師則觀察互動、並幫忙做成照護的紀錄,以供林醫師修訂。阿嬤和兩個女兒對於這次的居家小組的服務很滿意,雖然偶有傷口滲血,也不再那麼擔心了。

經過一個多月的居家照護之後,立美必須帶著兒女回到美國,阿嬤心情有些失落,並更換成不怎麼熟悉阿嬤照護方式的兒子和媳婦接手照顧。結果一次傷口換藥中,不慎造成大出血,家屬緊急聯絡居家護理師,小如指揮若定地在電話當中,教導阿嬤媳婦先用乾淨的深色毛巾,直接壓住傷口來止血,然後向安寧病房的主治醫師報告,經過病情討論,決定讓阿嬤立刻住院。

阿嬤經過醫療團隊仔細評估與腫瘤傷口處置後,出血情況不再嚴重,不過主治醫師告知家屬:「腫瘤的進展很

快，隨時會造成另一次的大出血，雖然醫療團隊會盡心的處置，但病人還是很有可能會因此往生。」

阿嬤家屬聽完後，頓時憂心不已，不知道如何開口向阿嬤提及，更不敢詢問她是否有任何後事要交代安排，讓阿嬤也感受到子女沉悶的心情。加上曾目睹傷口的大出血，所以阿嬤晚上都不敢入睡，而且要將燈打開，旁邊一定有人照顧，不准照顧者稍打瞌睡。

有時候，白天阿嬤稍睡著一會兒，會做惡夢、大喊大叫驚醒過來，所以床邊的照護者都得寸步不離，幾天後家屬都跟著疲累不堪，雖然病房的志工很體貼的過來分擔家屬的照護，讓家屬可以去買一下東西或用個餐，但日子一久，家屬只好再雇用一位看護協同照護。

護理師向主治醫師報告阿嬤「離不開人」的這個問題，讓家屬很困擾，在知道阿嬤虔誠地信仰觀音後，主治醫師請護理師聯絡宗教師來訪視，希望可以解開阿嬤死亡恐懼的心結。

一見到來病房探訪的宗教師，阿嬤隨即雙手合掌，神情虔敬。宗教師坐在病床邊，靜靜地聆聽她最近深深的失落與無奈的心情：「奈按呢？」阿嬤反覆講著這句話，難

以相信自己的病再也不會好。

「我有聽人說，妳每天都有做功課，阿嬤都怎樣做功課？」

「就每天念觀音大士的白衣神咒，我最愛內文講：天羅神，地羅神，人離難，難離身，一切災殃化為塵。南無摩訶般若波羅蜜。」

「阿嬤，觀世音菩薩怎麼救眾生的苦，你知道嗎？」

阿嬤搖搖頭，深深嘆口氣。

宗教師再問：「眾生的苦，最苦的是什麼？」

阿嬤倒是胸有成竹：「破病，破病最苦！奈一艱苦病痛，就治不好咧？」

「阿嬤，今年幾歲？」

「85。」

宗教師順勢開導：「人的身體就像一部機器。譬如講，一台車開了十年、二十年，有些零件壞了，如果可以修理，當然就盡量修理，如果不能修理，該怎麼辦？」

「只好丟掉了！」

「阿嬤，妳看妳這台機器這麼耐用，已經用了八十五年，可見你平時很用心保養喔！」

　　阿嬤有點靦腆地用沙啞的聲音說:「哪有哇!」

　　「現在身體有些機器故障了,可以求觀世音菩薩幫忙修復,回到少年時,那樣的健康嗎?」

　　阿嬤搖搖手:「那是不可能的。」

　　「妳看車是鐵打的,也只不過一二十年就報銷了,何況人的身體機器是肉做的!我們是不是可以說:大慈大悲、廣大靈感觀世音菩薩啊,春天使人感到很舒適,所以讓春天留下來,不要夏天也不要冬天。可以這樣祈求嗎?」

　　「愛講笑,這是不可能的。」

　　「菩薩慈悲,救眾生苦。而眾生真正的苦,苦在顛倒妄求,違反大自然的規律。菩薩要我們有智慧,認清世間的真相,這世間的一切,不管是身體、家庭、感情,乃至房子、山河大地……我們都只能隨順使用,沒有主宰的權力。我們眼睛看到的一切,都是因緣條件的和合,隨時會變化。變化,才是世間的真相。我們唯一能做的,就是了解並接受因緣的變化,隨順著這份變化,不強求,不抗拒,認真地過每一刻鐘,菩薩也會時時庇佑我們,就將一切交給菩薩作主吧。」

　　阿嬤邊聽邊點頭如搗蒜，站在身旁的兒子和媳婦忍不住喜悅說：「媽媽可以都把法師的話聽進去了。」

　　「有些病，醫生可以治好，但有些病，醫生沒辦法治好。目前的醫療雖有日新月異的發展，但仍有它的極限啊。我們想想，有沒有長生不老、長命不死的醫師呢？」宗教師繼續淺顯的打著比方。

　　阿嬤篤定地回答：「沒有！」

　　「雖然病治不好，不過不用擔心，我們還是有心靈上的良方，可以祈求觀世音菩薩加持。阿嬤，你現在最希望菩薩加持什麼呢？」

　　阿嬤猶疑了一會兒：「我也不知道要怎麼向菩薩祈求？」

　　「你有沒有什麼期望呢？」

　　「唉，既然沒辦法治好，我不會強求。」

　　「我們還可以求菩薩加持，讓阿嬤能平靜地度過這段時間，把身體上的病痛交給醫師來處理，把心靈上的不平安交給觀世音菩薩來弭平。其他的變化，就有辦法隨緣接受，不抗拒生老病死，心中常保平靜、自在，學習菩薩也祝福一切受苦的眾生。我們就這樣來祈求菩薩，好不

好？」

　　阿嬤對宗教師的說法，完全認同、沒有疑惑，誠懇坦然地連連說：「好，感恩師父鬥參仝。」宗教師陪著阿嬤一起持咒，祈請觀世音菩薩加持。完畢後，阿嬤看起來非常歡喜、輕鬆。

　　隔天上午，宗教師例行性再主動去探望阿嬤。見她表情平靜地坐在床上接受護理師的傷口處置，待護理師熟練地將傷口包紮好，法師向阿嬤合掌問訊，一見到宗教師，阿嬤也微笑合十招呼。由於腫瘤的進展非常迅速，阿嬤身體已經非常虛弱，沒力氣說話，脖子又腫又僵硬，但她用盡全力，握住宗教師的手，不住點頭，努力用氣音說：「我願意等候菩薩的接引。」

　　自此之後，醫療團隊成員常看到阿嬤以笑臉迎人，主治醫師查房時，阿嬤坐在床沿，也已經不再像以前一樣，將注意力放在脖子上的腫瘤而已，而更能體會受苦的真正意義，是成長與超越，阿嬤學會虔誠的祝福所有的眾生，希望仰仗菩薩的慈悲加持力，讓一切災殃化為塵。

　　醫療團隊查房時，主治醫師問阿嬤：「脖子上腫瘤的感覺如何？」她回答：「就如同菩薩瓔珞那樣的莊嚴殊勝。」

主治醫師當面稱讚：「阿嬤，看起來就像莊嚴的菩薩喔。」

　　說也奇怪，從此以後，阿嬤的脖子腫瘤不再出血了，也很少聽到她抱怨身體的疼痛，而是常聽到她誦持的「……人離難、難離身、一切災殃化為塵。」

　　阿嬤的血壓下降了，意識變差，醫師告知家屬：「時候到了。」家人陸續趕來看阿嬤最後一眼，在她耳畔輕聲道別，醫療團隊有些成員也來協助家屬，宗教師則在病床邊提醒阿嬤：「不要忘記念佛的初衷喔，觀世音菩薩加持，會一路保佑阿嬤的。」

小小羊兒要回家

　　40 歲的至仁，正是大刀闊斧拚事業的年紀，卻得了肺癌，而且轉移到肝，經過多方的就醫和治療，腫瘤仍無情地增生擴散。由於呼吸困難和腹水厲害，肺癌醫師提及連最後一線的標靶治療藥物，都對腫瘤的擴散沒有效果了，就向家屬懇切說明，並且轉介給安寧專科醫師評估後，病人和家屬了解安寧療護的照護內容後，簽署入院同意書，至仁很快被安排住進了安寧病房。

　　至仁唯一的哥哥，多年前出家，法號慧勛。有天，他們兄弟倆到病房外的空中花園散心，至仁有感而發：「哥，你看！安寧病房裡面，有法師在幫忙照顧病人，這個工作很有意義，你為什麼不也去做？」邊說邊咳，慧勛法師輕輕拍著至仁的背，不置可否。

　　「哥！我好害怕，我還不想死、我不甘心！」

　　慧勛法師看到弟弟這麼痛苦，覺得悲傷又無助：「不

要亂想，總有好轉的一天……你要持大悲咒，讓心平靜下來，這樣才能感應到觀世音菩薩的加持。」

「菩薩能讓我不痛嗎？菩薩如果慈悲，為什麼還要我念咒才有用？祂應該知道我身心俱疲，菩薩為什麼忍心看我受這種苦？」至仁忍不住流下淚來：「哥，我該怎麼辦？求生不能，好苦、好怕！」慧劻法師面對一連串疑問，努力想說些什麼，卻啞口無言。

至仁的呼吸困難越來越厲害，醫師評估後給予高劑量的止喘藥物，護理師教導調整呼吸困難的舒適擺位，示範如何讓全身肌肉放鬆。在喘的情形有明顯的改善後，至仁才有辦法、也願意多和別人講幾句話，否則喘得厲害，不僅離不開氧氣器具和氧氣管，有時會覺得形同世界末日的到來，讓至仁更為沮喪和恐慌。

當鄰床的病人王先生，瀕臨死亡的徵象開始出現，至仁知道他情況不樂觀時，跟著出現焦躁不安的情緒，常會猛按護士呼叫鈴，要求立刻拿來止喘的藥。若是護理師因為忙著處理其他病床，稍晚來到病床邊的話，他會當場飆罵護理師。尤其夜深人靜的時刻，按護士鈴的次數更密集，有時還會狂喊：「有鬼在追我！」讓一旁照顧的媽媽

也擔心不已。

　　這種情形對於輪值大夜班的護理師非常困擾，主治醫師於是召集團隊開完會後，認為至仁的死亡恐懼極度明顯，也影響到身心的平安，除了要求大家更加關心外，也請負責該病床的宗教師協助介入處理。

　　當天下午，宗教師進病房探望至仁，至仁媽媽和慧昂法師都在。宗教師微笑合十向至仁媽媽打招呼：「阿桑，你好！」

　　「好啥好？你啥攏麥講，我攏不愛聽啦，今天我囝冗病要是好不起來，攏免囉嗦啦！哼，恁這些出家人，一點也沒路用，恁的佛祖嘛同款，了然啦！」

　　慧昂法師聽到這些大不敬的話，著急地說：「老菩薩，你不要對人家法師這樣說，這是在造口業！」

　　至仁媽媽一聽抓狂：「造口業又怎樣？恁祖媽無咧驚啦，什麼咧菩薩，土虱啦！」

　　「阿桑，歹勢啦，我知道你很生氣。」

　　「當然嘛生氣！我囝破病好不起來，我家奉侍二十幾年的佛祖，我一定要拿去丟垃圾堆！還有啦，恁病房裡面有什麼心理師、什麼社工師的啦，一天到晚來病床邊幹什

麼，又不能醫好他，對他的症狀也沒有幫忙，我只要醫師和護士來就夠啦，哼，這些問東問西的閒雜人等，哪知道做人老母的艱苦！」

「老母的艱苦，像刀割心肝！」宗教師說得輕言細語。

「是啊！」至仁媽媽訝異的看了一眼法師：「你又沒結婚，怎麼會知道？」

「我感受得到，媽媽的心肝，一定是萬分疼痛。」至仁媽媽淚水奪眶而出。

宗教師輕拍著至仁媽媽的背，見她情緒稍微安定後接著說：「至仁會破病，眞正跟佛祖沒有關係啦！」

「唉，我活到這把年紀，難道還不會看嗎？但是你總也愛讓我透一口氣嘛！」

慧昜法師在一旁忍不住偷笑。

「是啦，相信佛祖也知道妳的心情，祂不會見怪啦。不過，至仁看妳這樣，伊眞痛苦。他曾向心理師講過，最擔心的人就是媽媽，讓白髮人送黑髮人，伊覺得自己眞不孝！」

媽媽的表情變得好絕望、好沉重，彷彿空氣也凝結了。

　　過了好一會兒，媽媽語帶哽咽：「伊還知我的艱苦？師父啊，我看你應該嘛是鄉下小孩，我跟你講話比較投機啦！」

　　和宗教師談開後，至仁媽媽再也不指天罵地了，也接受安寧醫療團隊所有人員的照顧，更恢復早晚拜佛的習慣，心平氣和坦然多了。

　　慧勗法師半開玩笑的問媽媽：「看來咱家的佛祖，可以繼續住下來了。」

　　「我和這病房的師父，很有話講，我嘛不知道是為啥，跟這個師父講話，心內就會變輕鬆。」

　　一天傍晚，至仁精神比較好，拉著媽媽的手：「媽，我也很希望，若是沒有辦法將這個身體治療到痊癒，我的心願就是可以去佛祖那裡繼續修行，並在那兒保佑全家。」

　　「你──」聽到這句話，至仁媽媽抹著淚，心疼不捨之餘，到底是禮佛多年，經過宗教師的開導之後，知道因緣不聚集時，該放手的還是得放手：「你若真正想欲去佛祖那邊，今嘛就要好好念佛。」

　　「媽！等我過去了以後，我希望，恁幫我辦後事簡單

就好，火化，找一個對恁方便的所在安置。有不懂的地方，可以去請問法師。我這世人，沒做啥壞代誌，菩薩一定會來接我，請媽放心。」

媽媽抱著至仁痛哭。

「媽，我嘛真捨不得，我嘛真想侍奉你到老，失禮啦，是我不孝！我好像一支蠟燭，已經快要燒完了。我們只是暫時分開，有一天，在佛祖那裡，我們全家一定會再團圓！」

「再團圓？」

「媽，一定會！人死就親像樹葉仔離枝，不是消失，是回去原來的所在。所以，你免為我煩惱，你若煩惱，我也走不開腳。師父講，最大的孝順，是自己要有方向，有方法，把自己安頓好，父母就放心，還要讓父母了解生死到底是什麼，這是為人子女的責任。」至仁誠摯看著媽媽眼睛：「媽，多謝你這世人的照顧，做你的兒子，我感覺好幸福！」

老淚縱橫的媽媽說不出話，只是緊緊摟著孩子聲聲呼喚著：「戀囝、戀囝仔……」

三天後，深夜十一點，至仁血壓突然快速下降，值班

　的醫師在護理師的報告後，也判斷大限可能就在今晚，家屬有要求一定要見到至仁的最後一面，所以趕緊請護理師通知家屬，讓所有家人盡快趕到病房。

　　醫師簡短扼要向家屬說明：「病人非常虛弱，希望在病床邊探視時，不要太衝動、大聲哭泣，以免影響病人和周遭人等，也不要太驚慌，一切都經由醫療團隊適當地處理過了。」在醫護人員和家人陪伴下，至仁斷斷續續地說：「你們都來了？歹勢，還讓恁大家半夜跑來加班……」

　　至仁媽媽流著淚，撫摸著至仁的臉龐：「戇囝仔，媽媽捨不得看你這麼辛苦，你好好跟著佛祖去修行，去吧！」

　　雖然平常有準備，一旦真正面對臨終時刻，至仁還是不免驚慌：「我、好怕啊！」

　　至仁的妻子摟著他：「別怕、別怕！我唱首你最愛的歌給你聽。」強忍著悲傷的情緒，無比溫柔含著淚水輕輕對著至仁唱起：

　　紅紅的太陽下山啦，咿呀嘿呀嘿

　　成群的羊兒回家啦，咿呀嘿呀嘿

　　小小羊兒跟著媽，有白有黑也有花

你們可曾吃飽啊

天色已暗啦

星星也亮啦

小小羊兒跟著媽，不要怕、不要怕

我把燈火，點著啦，呀嘿……

　　隨著歌聲，至仁臉上的線條，在大家的淚水相送中，

漸漸、漸漸的緩和了下來……

心有千千結

　　賀先生人稱賀總，高齡 85 歲，是某大家族企業總經理，旗下員工好幾千人，不久前剛退休。賀總個性非常嚴肅，加上不苟言笑，子女從小對爸爸都是又敬又畏，所以有什麼話都不敢跟爸爸說，有問題也不敢問。

　　自從年初因為黃疸很厲害、體重快速減輕、食慾減退，知道被醫師診斷為無法治癒的胰臟癌後，從此每天眉頭深鎖，他也因此很難入睡，白天的精神更顯疲頓。儘管腫瘤科醫師費心治療，病情一直都沒有起色，主治醫師親自到病床邊向賀總建議：「到安寧病房接受他們醫療團隊的照顧吧，一來他們能妥切處理症狀，二來，您有很重的情緒困擾，安寧團隊對此可以有很好的協助。」

　　賀總很聽主治醫師的話，在安寧病房醫師與他會談後，他親自簽好入住安寧病房的同意書，在病房總醫師的安排下順利地住進安寧病房。醫療團隊經過充分的交班

後，已經獲得充分的訊息，對於賀總的疼痛、沒食慾、倦怠感給予適當的處理。但是發現雖給予助眠的藥物，他還是入睡很困難，於是協同臨床心理師和精神科醫師的評鑑，發覺賀總有很重的壓抑與情緒困擾，除了教導他做肌肉的放鬆訓練，同時也嘗試幫賀總理出頭緒，希望他自己能解開心結。

賀總對於醫療團隊的醫療建議和處置，都很有禮貌地點頭表示接受，然而一到夜晚，無法好好睡一覺，就會讓他的脾氣變得很暴躁，在病床邊照顧的家人都會成為他的出氣包。

「會不會是因為太久沒洗澡？」醫療團隊推測，因為賀總平時很愛乾淨，之前住在一般病房，沒有完善的洗澡設備，只能靠著家屬的擦澡，既然到了安寧病房，何不先在設備完善的洗澡機洗個 SPA 熱水澡？讓他身體放鬆了，或許就能好好睡一覺；睡飽了，有精神，才能有心情舒坦的機會。

賀總在家屬和病房志工們協助下，洗了個舒服的澡，洗完澡，過了兩個小時後，心理師想他可能睡過一覺，也該醒了，便走進病房看望一下。沒想到一進病房，就看到

他人眼睛睜得大大的，在病床上坐得直挺挺的，根本沒睡，這就怪了。

「賀總，洗完澡，也睡不著喔？」

「睡不著。」

就算睡不著，他還是很有威嚴，對心理師講話的口氣，好像平時在訓斥員工一般。

「為什麼睡不著呢？」心理師面露關懷的神情，拉張椅子，經過同意後，坐在賀總的病床邊。似乎從來沒有人問過他這個問題；或許有人問，但方法不對，或是他當時不願說。

他一個字、一個字，鏗鏘有力：「想、很、多；沒、準、備；睡、不、著！」

「您是說想很多、沒準備、睡不著？那可以告訴我是在想什麼？要準備什麼？讓您睡不著？」

他再度三字真言：「沒交代；不放心！」

「您是想說，自己的病已經很嚴重，所以要交代，才會放心，是不是？」

賀總點點頭，一個叱吒商場、運籌帷幄幾十年的大企業總經理，他怎麼會「無從交代起」？

　　發病得太突然，病情又惡化得這樣快，賀總一下子全都慌了，平常清楚的頭腦，瞬間「當機」，縱使公司有很多的幹練員工和法律顧問，此時完全無法幫他分憂解勞。心理師將情形回報給主治醫師，於是大家又召開了一次團隊會議，認為賀總的心結，屬於與分離焦慮有關的靈性困擾，決定邀請病房資深的宗教師協助處理。

　　宗教師經過主護護理師的病情說明後，在一天的午後，進入病房探視賀總，賀總坐起身來，恭謹地請宗教師坐在床邊的椅子上，想聽聽宗教師怎麼說。

　　「聽護理師說您晚上還是睡得不好，好像因為很多事情都還沒有想好，那不然，師父來幫您一起想好不好？」

　　賀總回頭命令他大媳婦：「等下重點要記起來！」

　　自從生病以來，都是這位大媳婦負責照顧他。大媳婦立刻打開筆記型電腦，端坐一旁，好像秘書隨時待命要記下老闆的吩咐。

　　「記得我爸那時候心血管疾病發作，突然往生，什麼都沒交代，我們都不知道他的心願是什麼？好遺憾啊！」宗教師說得好感傷：「賀總，您的人生經驗和閱歷豐富，一輩子這麼成功，一定有您的原因。賀總您最大的遺產，

不是金錢、房產，而是您這一生做人處世的原則，您有沒有什麼話想跟子孫說？是不是也要傳授給家人一下？」

賀總沉思了一會，跟大媳婦講他一生奮鬥的理念，傳給家人的是「不怕吃苦、勤儉耐勞」的精神，希望大家記住了，當成家訓。

「除了這些，賀總您有沒有對哪個孩子比較不放心？要交代他們什麼事情？」

「我這些孩子，基本上都讓我很放心。我雖然和他們比較沒話講，但我知道他們每個人都很孝順、也很上進。」

宗教師對著大媳婦說：「這也要記下來喔！賀總，您對太太呢？假如您先去佛祖那邊，您對她有什麼話要交代的嗎？」

「對對對，這要記起來，要跟兒子們說，媽媽洗腎多年，行動不便了，以後要這樣安排……不准放媽媽自己一個人沒人照顧……我最不放心的就是太太。至於其他的家人都沒有什麼好煩惱的，就連孫子輩每一個也都很乖。」

「那您後事有想要怎麼準備？」

「我是一個佛教徒，我們家世世代代都是佛教徒，所

以要用佛教的方式。但是我太太是基督徒,所以我現在不知道要怎麼辦?難道日後要我太太的骨灰放她基督教那邊,我的放佛教這一邊?這樣好像怪怪的。」

「您希望怎麼做?」

「我太太就是基督徒啊,不能來我們佛教這裡,我是佛教徒也不能去基督教那裡,不然,還是一個人放一邊好了。」賀總和太太感情很好,只是各信各的教。賀太太很早以前就買了兩個塔位。

「所以您是想,既然已經買好,就放那裡就好,是嗎?」

賀總沒說什麼,但表情還是猶豫的。

「有沒有什麼人,是您很想見到的?」

「從我生病到現在,已經退休多年的老董事長都還不知道我住進安寧病房了,我也不准其他人向他提起,我是真心感謝他,從我年輕時對我的信任與提攜,但是又怕他知道我的病情後,會很傷心、無法接受,所以我看還是等我往生之後,再叫兒子當面代我去說聲謝謝就好了。」

「既然想說謝謝,當面跟他講,不是更有誠意?何必等到您走了以後,才叫孩子代你去跟他講?」

「那要怎麼講？」

「您可以打通電話給他，請他來看看您。」

「這怎麼好意思？那電話要怎麼打？我要怎麼說？」

跟老董事長共事好幾十年，賀總怎麼會不知道該怎麼打電話？怎麼會不知道該怎麼說？只是腦海中太多的事情如浪濤洶湧。

「您就打電話跟他說，董事長，我是某某人，我現在生病了，住進醫院，我有一些話想跟你講，請你來一下好不好？」

「喔，這樣喔，那好，那好，你等下幫我接通董事長！」他指揮著身旁的大媳婦打電話。

講完這些事，賀總感到心情舒坦不少。

「您還有什麼事要交代的嗎？」

賀總搖搖頭：「應該差不多了！」

遲疑了一下，賀總還是提問：「師父，我是佛教徒，我家世世代代都是佛教徒，沒有跟祖先放在一起，好像怪怪的。」

「您對這個問題，還是不太放心？」

「是啊，越想越困擾。」

「要不然，您覺得這樣如何？反正以前那兩個塔位也是買的，不用也沒關係，就讓兒女們再去重新找兩個您和太太可以放一起，墓園區內又有佛寺的塔位？」

賀總好像在批准下級的請示，很威嚴地點頭：「嗯，這辦法還不錯。」轉頭又命令大媳婦：「你們這禮拜天就去找，多看幾個地方！要照相回來，讓我看看你們選的那些地方環境怎麼樣。」

決定好後事，賀總的心似乎終於放下來了。

「既然心事講完了，那您就放心地睡一覺，好不好？」

賀總在那個下午，睡得非常香甜，因為他的鼾聲，連隔壁房病人都聽得好清楚。

經過身心症狀的調整之後，賀總整個人自己都覺得輕鬆不少，醫師來查房的時候，賀總欣慰的謝謝：「安寧團隊果然有辦法讓病人的身心，都得到舒適的照護。」

飄著小雨的午後，賀總主動叫大媳婦請宗教師去看他，想談談生死這回事。

「您說家裡世世代代都是佛教徒？」

「對。」

「那以後想去佛祖那裡嗎？」

「當然！」

「想去佛祖那裡，要先發願，要專心念佛。」宗教師接著向賀總解釋：「不然，世世代代祖先都已經在佛祖那兒，萬一只有您一個人去不成，這樣不行。」宗教師用心良苦，想以家族的力量來鼓舞，提起和堅定他的心念。

接下來，賀總天天只要眼睛張開，就看著佛像、配合念佛機小聲念佛，大媳婦也會陪著他念。賀總的長媳，非常孝順，每天守在病床邊，仔細觀察賀總的病情變化，並且做了詳細的紀錄，連護理師都誇她記錄得非常專業。這位長媳本身是很虔誠的天主教徒，但她竟願意陪著老人家念佛，令人感動。

隨著病情的變化，賀總逐漸進入瀕死的階段，醫師詳細向家屬告知預後，長媳焦急來找宗教師：「怎麼辦？我們想知道，爸爸想在家往生，還是想在醫院往生，可是我們都開不了口，師父你去問好不好？」

「在醫院好了。」聽賀總一說，大家放下心裡的大石頭。

賀總的血壓突然下降，意識變差，全家大小都守在他身邊，醫護人員也隨時在旁邊觀察處理，心理師則協助安撫家屬的情緒。賀總處在彌留狀態，大家雖然難過流淚，

也都輕聲念著佛號祝福賀總，井然有序地伺候在旁。

宗教師進入病房，提醒賀總：「要保持正念，不要害怕，隨著佛號念，隨著佛菩薩的接引。」同時也引導子女們向賀總「道別」，雖然這時賀總已經不能動，也不能說話了，但當坐著輪椅前來的太太話講完，他喉頭「嗯」一聲，表示他都有聽到。

賀總安詳往生後，我們病房的宗教師，和賀總的那位天主教徒長媳，成為很好的朋友。有天，她來病房找宗教師說：「師父，其實剛開始的時候，我很不能接受你。」

想當然耳，是因為宗教不同的關係。

「可是慢慢地，我覺得你給人的感覺很不錯呢，會先關懷病人的身心狀況，建立好關係後，才伺機開示，不會拚命強調只有哪個宗教好而已、更不會藉公公的威嚴，來強迫我接受佛教的信仰，充分尊重我的選擇。所以我就慢慢調適自己去接受你，你想知道我在照顧公公的時候，是怎麼調適的嗎？」

「說來聽聽看？」宗教師很好奇地問。

「我就想像，耶和華是董事長，阿彌陀佛則是總經理。」

　　「呵呵，沒關係啦！」宗教師大器的把手一揮：「讓病人能夠得到善終最為重要，至於誰當董事長，誰當總經理，我想佛陀一點都不會在意啦。」

第三章

心願未了

一直拜、一直拜

林小姐，四十多歲，因為經歷過多次的手術、化學治療和放射線治療，甚至自費使用昂貴的口服標靶治療藥物，腫瘤依然肆意地到處擴展。

腫瘤科醫師徵尋她先生意見：「治癒疾病已經是不可為了，要不要尋求安寧療護的照顧？」在經由緩和醫療的會診、評估說明後，林小姐因為腫瘤傷口出血和發出惡臭，勉為其難的只好接受安寧病房的照護。

她是虔誠的密宗信徒，上師告訴她要向佛菩薩懺悔，才能去除業障。所以她只要身體不痛，傷口沒有流血時，就會盤坐在病床上，表情凝重，雙手用力合掌：「啪！」一聲，然後舉向天空，到最高點時雙手分開，各自往兩旁劃一個大大的圓弧，到最低點時，手掌根部擦過大腿，然後順勢往上合掌，再舉向天空，口中持咒對空中祝禱著，表情極其莊嚴肅穆。

　　這種合掌、伸展、畫圓的動作，密宗佛教稱爲「大禮拜」，是爲對諸佛菩薩最虔誠、恭敬的禮拜法。完整的姿勢是要五體投地、伏拜在地上。但因爲病人罹患末期乳癌，腫瘤傷口有潰爛出血，再加上脊椎受到癌細胞的侵襲，已經無法彎腰。

　　林小姐剛開始到病房時，稍有動作就會劇烈疼痛，醫師適時使用止痛藥物後，疼痛大幅改善，可以讓她晚上一覺到天明，不必像以前天天做惡夢，老是痛醒，睡眠品質很差。傷口剛開始會發出陣陣的惡臭，醫師處方藥物外，護理師更是細心地在換藥前，先用特殊的敷料來處理潰爛的傷口，再加上薰衣草提煉的精油，做芳香治療，除了有讓人安神的療效外，也讓擾人的惡臭消弭大半以上。林小姐越來越相信，到安寧病房是佛菩薩的庇佑，這些醫護人員，就是佛菩薩派來幫助她脫離困境的，所以她沒有病痛時，就會捉緊時間坐在病床上大禮拜。

　　爲了眞誠懺悔與禮佛，她每個動作都非常用力，一直拜、一直拜，拜到手掌瘀青、摩擦出血，她還是一直拜、一直拜，覺得如此才能對著佛菩薩展現出眞切的誠心。家人看了很不捨，叫她停下來稍事休息，但林小姐不理，繼

續一直拜、一直拜。

護理師會勸她動作不要太激烈，心誠則佛菩薩一樣可以感受到，同時也避免傷口受到擠壓，同時造成突發性的疼痛，或是傷口的大出血。但是她只是對護理師的勸告敷衍一下，依然自顧自的一有體力，就做大禮拜。

醫師發現林小姐就算聽從他的勸告，稍有收斂些，但是醫護人員不在旁邊時，她又逕自做起大禮拜，根本不聽從周遭大家的好言相勸。醫師召開家庭會議決定，就先尊重病人的宗教修行，只要不造成嚴重的病況，隨時密切觀察整體的舒適與平安。

林小姐兩個才念國小的孩子，假日來病房探視媽媽，看到她這樣，緊張害怕到不敢靠近；她先生覺得很困擾，不知道如何處理這個情況，所以主動來請問宗教師：「師父，我太太一直拜、一直拜，停不下來，跟她講，她也不聽，最近連小孩都害怕不敢來看她，怎麼辦啊？」

宗教師依約來訪，林小姐看了宗教師一眼，雙手仍不停地劃向天空，依然一直拜、一直拜。

宗教師輕聲問：「林小姐，為什麼要一直拜呢？先不要拜，我們來聊聊天好不好？」

「不行！」她斬釘截鐵地說。手也沒停過。

「林小姐，你看得出來是很虔誠的佛教徒，願不願意跟師父說，爲什麼要一直拜？」

「不拜，阿彌陀佛不來接！」

這句話背後，宗教師的經驗是：她有非常強烈的死亡恐懼！爲了驅散這份恐懼，懺除她過去無數世的罪愆，她努力做大禮拜，破皮流血在所不惜，如此才顯示其對佛菩薩的眞心誠意，她認爲這樣一直拜、一直拜，阿彌陀佛才會來眷顧她，不會讓她下地獄。

「好，沒關係，那你就繼續拜。不過，你可以邊拜邊聽我講話，好不好？」她沒回答，還是一直拜、一直拜，但宗教師看出，她有聽的意願。

「你知道病好不起來了，如果沒有這樣一直拜的話，怕阿彌陀佛會把你忘了，就去不了阿彌陀佛的淨土，是嗎？」

她點頭。

「那你有沒有想過，現在是因爲還有體力，才可以這樣一直拜。可是體力會越來越差，到最後連動都沒有辦法動的時候，再也不能像現在這樣子拜，那阿彌陀佛就不來

了，怎麼辦？」

　　她停下動作，眼睛睜大、直視法師，好像在詰問宗教師：「那該怎麼辦？」

　　「以前學佛的時候，有沒有上過佛學課程？」

　　「有聽上師開示過一些佛理。」

　　「既然你是很虔誠的密宗佛教信徒，我又是出家師父，我們也算是一家人，那我就用佛法的角度，用佛菩薩說過的話，來跟你說：人在將要往生的時候，有三個因素，會決定他之後去到哪個地方？」

　　「念佛不算嗎？」她看了宗教師一眼。

　　「念佛是很好呀，可是這當中還有三個因素，佛經裡面說，人要往生的那一刻，決定我們會去哪一道，有三個最主要的因素：隨重、隨習、隨念。每個人一生當中，都會造很多業，有些是善業，有些是惡業，如果善業比惡業重，就先去善道，受善業的果報，受完較重的善業的果報，再去受較輕的惡業的果報；這就是隨重。」

　　「如果人一生中沒有造大善業，也沒有造大惡業，但是個性中有一種特別強烈的習氣，往生後，就會被習氣帶領著，到適合那個習氣發展的地方去；這就是隨習。」

「臨終那一刻當下的心念，會決定我們的歸處。如果臨命終時，心念是恐怖、生氣、煩惱、貪戀……那就可能被這些念頭，帶往惡道；如果心念安寧、平靜、祥和，甚至跟諸佛菩薩的願力相應，那心念就會帶著往生佛國淨土；這就是隨念。」

看林小姐聽得很專注，宗教師繼續說下去。

「所以你根本不用這麼焦慮一直拜，也不必擔心如果不拜，就去不了阿彌陀佛的國度。因為聽家人說你虔誠學佛，個性善良，樂意幫助別人；這樣長久累積的善業和習性，自然會帶你往好的方向走。現在你心裡的不安和焦慮，反而是一種阻礙，要不要試試，學著把自己的心安定下來，保持正念，就能無礙地往生到阿彌陀佛淨土去了。」

「出家人不打誑語，師父是不會騙人的，所以你不要再拜了，好不好？」林小姐的先生也在一旁懇求著。

林小姐低頭不語，第二天起，她果然不再一直拜、一直拜；她改成「用心」念佛，在心裡專注默誦佛號，也恢復原本的文雅嫻靜。她的兩個孩子，終於放下惶惶不安的心，敢再走近媽媽病床邊。

　　乳癌病程的變化很快，還出現敗血性休克的徵象，做了細菌的血液培養等抽血檢查後，醫師根據病況給予抗生素治療，無奈因為抵抗力實在太差了，幾天後林小姐已經不太能說話，只有意識還是清楚的。先生和孩子，還有很多話想對她說，偏偏事到臨頭，不知道該怎麼辦才好。

　　隔天下午，宗教師到病房探視病人，看到林小姐女兒放學後，自己搭公車先來醫院陪媽媽。一個小學三年級的孩子，焦慮又無助的站在床邊，不停的用手背抹眼淚，不知道該怎麼表達她複雜的情緒，護理師和心理師在一旁也輕拍小女孩的背，陪伴著。

　　「好捨不得媽媽？」宗教師蹲下來問。

　　小女孩點點頭，眼淚直流。

　　「想不想跟媽媽說說話？」

　　「不知道怎麼講，我媽咪，她還能聽得到我說話嗎？」

　　「爸爸下班不是去安親班接弟弟嗎？等他們過來，我們一起來跟媽媽講講話，好不好？」

　　林小姐的先生和一對兒女，是她一生最大的滿足，和最大的依靠，如果能讓她感受這三位至親的愛與祝福，對她來說，就是最好的「畢業禮物」了。

　　之前，他們一家人總是親密相處，無所不談，但自從林小姐生病之後，話題總是變得很傷感，大人、小孩說著說著就哭成一團。久而久之，林小姐夫妻倆，人前裝堅強、人後各躲在角落哭泣，結果最親愛的家人，反而變得碰觸不到彼此的內心深處。

　　傍晚，在病房外，宗教師先和他們說好：「其實媽媽也好希望得到你們的支持。等一下進去，我問什麼，你們就回答什麼，好不好？」

　　林小姐的先生個性很木訥，沉默寡言，於是宗教師先問他：「你愛不愛你太太？」

　　林小姐的先生竟然很憤怒地說：「我很氣她！」

　　宗教師嚇了一大跳，剛剛不是說好，要講祝福和歡喜的話嗎？怎麼突然丟出這個震撼彈？這教人該怎麼接招啊？他們的兩個孩子，被爸爸的強烈情緒嚇到縮成一堆。

　　林小姐無法說話，只是滿臉哀傷的看著他。

　　「你爲什麼這麼氣你太太？」宗教師硬著頭皮打圓場。

　　沒想到她先生哭了起來：「我這輩子處處都讓著她，不管她多固執，不管她怎麼凶我，我都讓她，都聽她的，我什麼都願意給她，只要她好、我就好。可是我很氣，爲

什麼她要拋下我，自己先走？」

　　這位先生平常難得說一句話，可是現在他的情緒像山洪爆發般，一件接著一件說過去發生的事：她有多任性，愛自己永遠比他人多；有多驕縱，凡事要她點頭才算數；可是他都忍下來，再大的苦他也吞，因爲，他愛她，所以，願意包容她的一切。

　　「爲了她，我付出一切，盡心呵護，她怎麼可以丟下這個家，自私地自己一個人先走？！」他邊說邊哭，越說越傷心。

　　「你雖然很氣她，可是，你還是很愛她？」

　　他用力點頭：「是，我始終如一的很愛她！」

　　「既然那麼那麼愛她，那你看到她現在這樣子，有沒有什麼話，想跟她說？」

　　他牽起太太的手，緊緊握在手掌心，深怕飛走似的：「我雖然很氣你，可是我眞的很愛你，很感謝你！我知道你受了很多苦，爲了我們，你一直在拚，努力要讓身體好起來，我知道，你已經盡力了。我雖然很氣你不能留下來陪我、陪孩子長大，但是我眞的、眞的希望……在萬不得已的情況下，希望你好走……孩子，我會連你的一份，一

起加倍疼惜、栽培！」

　人生最難的是生離死別，他能夠親口說出：「希望你好走！」道盡了他的祝福；對一個臨終母親最揪心掛懷的稚子，他說出了：「我會連你的一份，一起加倍疼惜、栽培！」讓太太一顆懸掛在幼年孩子的心，得到了安頓。

　林小姐潰堤的淚水中，眼神透著了然於心的安慰。

　宗教師牽起小女孩，引導她把情緒說出來，打破她們母女間的隔閡：「你心裡好愛媽媽，覺得媽媽，是一個怎樣的媽媽呢？」

　「我媽咪很慈祥、善良、不會打小孩，很會煮我們愛吃的菜，教我做功課，很有耐心！」

　「弟弟你呢？想跟媽媽說什麼？」

　「我以後，一定會先寫完功課，才玩電腦。」剛讀小學一年級的小兒子忍不住哭了起來：「媽咪，我會乖乖，會好好用功。」站到床頭，小兒子說得好認真。

　「要聽、爸比的話！」林小姐勉強擠出這句話。

　小兒子點點頭。

　「不可以、和姊姊、吵架！」

　弟弟看姊姊一眼：「叫姊姊別當管家婆，一直兇我。」

「姊姊——」林小姐勉強控制住自己的情緒，溫柔的摸摸兒子臉蛋：「姊姊、以後，都會像、媽媽一樣，照顧你、長大，你可不可以、跟媽媽、打勾蓋章，姊姊的話，也要聽？」

林小姐吃力的伸出右手小指頭，弟弟偏頭想了一下：「那好嘛！」和媽媽完成了打勾蓋章。

「姊姊呢？」林小姐伸著右手小指頭，微笑看著女兒。

「我會像媽媽愛我這樣來愛弟弟——」小女孩撲進媽媽懷裡，哇的一聲哭出來。

「緣聚則生，緣散則滅！」宗教師看著林小姐夫妻：「有緣當母子與夫妻，應當珍惜眼前的福分，但當身體即將壞滅，該努力念佛，適時放下對這份情緣的執著，迎向更廣大的祝福與慈悲。放下才能真正擁有，學著佛菩薩的發願，願承擔所有眾生的苦痛，讓所有的人都獲得幸福美滿，不再受到疾病的折磨與分離，所有的人都發起善願，做好事，不做壞事，讓世界不再聽到貧病孤苦。」

「適時放下情緣的執著，才能真正擁有。」林小姐的先生，緊握太太的手，一遍又一遍的重複：「適時放下情緣的執著，才能，真正擁有。」

心藥

「生病的時候，我們每一個人的身體變化都不太一樣，妳可以跟醫生說，他們會盡最大的力量有效的幫忙。但還有一個藥物不太幫得上忙的部分，是屬於心理層面痛苦的減輕，主要就要靠自己了。這裡的醫療人員、師父及志工叔叔阿姨都很樂意協助，但最重要的還是妳自己。只有正確的知道自己內心的想法、反應和感覺，找到內心的平安，才不會那麼辛苦喔。」宗教師坐在床邊，溫柔的握著美茵的手。

16歲的小女生美茵，生病前，一雙明媚眼睛如秋水般動人，後腹腔橫紋肌肉瘤數年折騰下來，加上肺、肝、骨盆、腦的轉移，影響視力外，發燒、疼痛、腹脹、嘔吐、心悸、喘、泌尿道感染小便不順、有時還需靠脊椎注射藥來止痛……美茵的眼神讓人不忍多看一眼。

「我還年輕，我一直是資優生，為什麼會是我得這種

病？」

「是因為我生病，而使爸爸感覺厭煩，不要這個家，不再理會我們嗎？」

「媽媽和妹妹將來怎麼辦？我們家的房貸怎麼辦？這個病，會不會害媽媽和妹妹以後要流落街頭？」

處理不了的家務、掛念，加上如江河日下般失控的病情，情緒極度反覆。每次發洩激烈的情緒後，又導致生理反應越發失控，疼痛一直無法得到有效的控制。針劑藥物無效，美茵經常處在因疼痛哭鬧不休，大發脾氣，事後又和媽媽抱頭痛哭說對不起、生氣的無奈循環中。

她也不想這樣。

安寧團隊想盡辦法要幫美茵，她卻像負傷抵死相拚的歇斯底里──

半夜，美茵會狂按床頭的護士鈴，會突然無端要求重做心電圖、驗血，或各種她想得到的檢查；會故意從床上滾下來，求媽媽讓她死了算了；會用惡毒的言行趕走媽媽和妹妹，然後蒙頭痛哭發抖，害怕連媽媽和妹妹都不要她了。

視神經因癌細胞壓迫導致失明了，美茵整個人沉寂到

對誰都不理不睬。

「孩子啊！」從美茵住進安寧病房，一路呵護照顧她的資深護理師，天天只要有空，就轉來看看美茵，輕輕的撫摸著她的額頭，不管美茵反不反應，都和她說說話：「生病的人，並不是因為過去做了壞事，遭到懲罰所以生病。生病有很多原因，比如感冒是因為不小心著涼，有些疾病則是因為沒有注意健康的習慣。」

「癌症則是因為細胞產生突變，變化成很會分裂的類型，這種分裂會重創到我們身體，以癌細胞本身來講，就是不斷在分裂、不停的侵蝕我們的健康，所以心裡不要自責是不是做過什麼壞事，知道嗎？」

安寧病房的護理師覺得此時可能靈性照顧對美茵很重要，於是問美茵媽媽家族的宗教信仰，「佛教吧，美茵從小就跟著奶奶四處進香四處拜。」於是安寧團隊就請宗教師幫忙「打頭陣」，其餘的團隊成員則在旁邊幫忙處理所有的疑難雜症，希望讓美茵在生命的最後歷程，能夠過得很平安、順利，也讓單親的媽媽不要太難過、自責，畢竟還有妹妹需要媽媽以後的照顧。

「別說人會生病──」宗教師來看美茵，幫她整理披

散的頭髮、調枕頭、拉好被子。

　　「釋迦牟尼佛也生病過，而且有很多次生病的痛苦。最後是因為吃了人家供養的有毒的食物，拉肚子很嚴重，體力不支而去世，這也是很自然的反應。那個人為什麼拿毒菌給釋迦牟尼佛吃呢？因為他不知道是毒菌，就採下來供養佛陀，他是無心的，所以佛陀也不怪他，還讚揚他的功德很大哩！在佛陀的傳記裡提到，佛陀曾有風寒的疾病，會頭痛，也會背痛，所以生病不是做壞事的報應。聽說妳曾經喜歡聽空中佛學院，法師教授的佛學課程？」

　　美茵輕點著頭。

　　「佛教裡面講念佛，可以讓我們曉得該怎麼做正確的事情。但是，並不是說念佛的人就不會生病。生病、老、死，也不是壞事，那只是自然變化的一種，就好像大自然的春夏秋多一樣。」

　　「有的人得病，有的人比較健康長壽，因為每一個人的身體狀況不一樣，生命的長短也各自不同。儘管如此，對於人生的意義和看法，是我們自己可以把握的，這跟生命的長短沒有關係，而在於是否能好好把握每一分、每一秒，這才是重要的事。」

美茵不自覺的凝神傾聽。

「雖然有些人看似長壽，活得卻不見得稱心如意，甚至有的人還做出損人不利己的事，像這樣，生命長，對他來講反而是扣分的。所以一個人這一生算不算成功，要看他能否把握當下的能力來決定。」

宗教師輕輕拍著美茵的手：「把握當下的人懂得珍惜，比一般人更具備慈悲與智慧的能量。妳一向是個聰明女孩，想一想，怎麼樣讓自己有智慧、有慈悲。唯有智慧和慈悲，才能讓我們體驗生命的希望，不再是孤單、無助、絕望的一個人，美茵妳能聽得懂師父的意思嗎？」

這天午後，美茵一直若有所思，護理師發現，她不再把藥吐掉、故意把針頭拔掉、不管三七二十一的亂按自動止痛劑。醫師來查房，即便還是不開口說話，至少願意點頭或搖頭。

漸漸的，宗教師溫暖的手，和護理師婉約的聲調，成了美茵天天的期待。

「任何生命都有生長、凋零、死亡，我們可以求諸佛菩薩，假如這個病能夠好的話，就順其自然，求心裡平安。有一些大自然變化，也不是我們人力有辦法改變的，

像颱風、地震。颱風來襲就好比地球在發燒、頭痛一樣；而地震就好像地球的骨頭和肌肉在疼痛一般。雖然這些，不是人為可以完全改變的，但是我們可以預先做好防颱、防震的準備，讓傷害減到最少。同樣的，我們也可以求佛菩薩，讓我們能有心理準備，應付未來的變化，這樣才是正確態度，也是我們所能做的。」

「那我該怎麼辦？」美茵怯生生地問。

「學習保持慈悲心！這樣對自己和對別人都好。包括對這個病，也要有慈悲心，接納它、包容它。聖嚴師父說過：慈悲沒有敵人，智慧不生煩惱。用慈悲心，不要把病當成敵人，我們就不會因為仇視疾病、仇視敵人，在自己身上製造更多負面能量，更加重病情。」

美茵眼睛濕潤了起來。

「其實，我們的身體一直產生變化，當癌症也成為我們身體的一部分時，我們試著學習以媽媽照顧孩子的精神，努力照顧癌症，讓它不要那麼劇烈的造反；而不是把它當成敵人、當成病魔來看待，願意這樣試試看嗎？這是我們可以做得到的。但是，有些無法改變的自然變化，就很困難強求去扭轉了。」

　　雖然眼睛再也看不到了，美茵的心卻清明了起來，她回想生病以來的點點滴滴、心疼媽媽像個慌張失措的受氣包、憐惜妹妹一夕之間的被迫長大，怨恨爸爸的無情無義……還有自己，彷彿從雲端一下跌入無邊無際的苦海，病痛像大浪，波濤洶湧，打得自己毫無招架之力，怎麼沒人肯丟個救生圈下來呢？

　　換過不同醫院、不同病房，進了這邊的安寧病房，不管自己怎麼不由自主的失控，怎麼從醫護人員到社工師、美術療育師、到後來出現的宗教師，都願意包容非親非故的自己？這可是連親生父親都做不到的啊！

　　美茵的心逐漸靜下來了，頭腦好像也變靈活了。美茵體會到哭鬧絕望也是一天，要對疾病慈悲很難，但換個角度看，不也是對自己、甚至是對媽媽、妹妹的一種慈悲，一種只能意會的愛！

　　「不管日子剩下多少。」美茵告訴自己：「我從小就是資優生，只要我願意，我也要當生命功課的資優生，要媽媽和妹妹，不管什麼時候談起我，都要以最後豁然開朗的美茵為榮、為傲！」

比來比去的愛

　　46歲的江女士，在大學任教，看上去雖然臉龐消瘦，但是充滿了書卷氣息。

　　平時忙於學校的教學，對於腹部的腫塊不以為意，直到有一次突然下體大出血，就醫檢查後才發現末期的卵巢癌，癌細胞侵犯整個腹腔，造成腸胃道阻塞，從體表就可以摸到一顆像籃球大小的腫瘤，稍碰一下就會劇烈疼痛。

　　歷經婦科腫瘤權威醫師的診治，認為腫瘤已經進入末期階段，無法進行手術、化學治療、放射線治療，甚至口服的標靶治療藥物。除了腹水和腫瘤造成腹部的腫脹不適外，最近經由全身電腦斷層的檢查，發現肺部也有數顆疑似轉移腫瘤，造成肋膜的積水，偶爾在床上翻個身，都會有呼吸困窘的情況。

　　江女士的主治醫師在與她及家屬懇談後，主動協助安排與安寧病房負責照會的醫師聯絡，經過完整的評估和會

談，江女士被轉進安寧病房，接受持續性的醫療照顧。

剛入住安寧病房的頭幾天，醫療團隊努力評估她的所有症狀，發現呼吸困難、腹部腫脹、進食困難和不定時的疼痛最困擾她，醫師開立適當的藥物，協助症狀的改善，也請所有團隊成員，針對舒適照顧、全身肌肉放鬆療法、心理調適訓練做全方位的照護計畫與執行，讓江女士安心不少。

護理師發現病人已經完全臥床，無法行動，需專人全天候的扶持幫助，才能完成進食、穿衣等日常的動作。主治醫師見她全身腫脹日益嚴重，於是針對大量點滴輸液，和人工全靜脈營養液的給予，召開家庭會議。醫療團隊的專業見解與家人的討論後，所得的結論是：為了病人權益，一切以病人的舒適性為最優先考量，家屬也同意逐步減少靜脈點滴輸液的用量。因為給予過多的人工營養輸液，不見得可以增加體重，反而有可能因為注射處、或更換點滴時，造成感染、或體液過度堆積等危險，所以一味地給予大量點滴輸液，對於存活期有限的末期病人來說，反而是不適切的處置方式。

有天早上，江女士情況一度危急，彷彿即將邁入瀕死

的階段，一方面告知家屬情況可能不樂觀，一方面也火速請來宗教師，看能不能對江女士有所幫忙。

宗教師聽完護理師的簡短陳述後，來到病房旁，江女士的先生對於出家人一向很恭敬，知道宗教師是醫療團隊的一員，所以劈頭就問道：「師父，我太太快不行了，我們家人都很愛她，能不能請你趁她意識還算清醒的時候，去為我太太開示，不要讓她感到死亡即將到來的恐懼？」

「我太太46歲，是大學教授，我也是大學教授。太太生病前，在教育局擔任主管，是一位學有專精、工作能力很強的女性。我們有三個孩子，一對雙胞胎姊妹，國中二年級，和一個兒子，國小六年級。」

宗教師一聽便說：「媽媽這麼年輕就要往生了，通常最放心不下的就是孩子。孩子願意給予媽媽祝福，讓媽媽覺得這一生過得很值得，是她能沒有遺憾，好好離開的關鍵。」

聽到這句話，她先生驚訝地說：「師父，我太太最不放心的，正是三個小孩！」

三個孩子接到病危通知趕到，一副輕鬆無事的樣子，嘻嘻哈哈鬥嘴，好像即將死掉的不是自己的媽媽。讓在場

的醫護人員頗爲傻眼。

　　「我太太在孩子還小的時候，跟他們是很親密的。那時候，她在美國攻讀博士，由於我工作忙，沒辦法一個人照顧小孩，她乾脆就把孩子帶到美國，當時她除了上課外，整天都跟孩子在一起。」這位先生搶著解釋：「但拿到博士回國後，我太太立刻全心投入工作，她的工作量非常大，也非常忙碌，忙到甚至沒時間跟孩子講講話。幾年下來，親子關係漸漸變得很疏離。這是我太太心中，最大的遺憾。」

　　「我能和你們聊一聊嗎？」宗教師邀請三個孩子到交誼廳談一談。

　　「你們知道，媽媽快走了嗎？」

　　「知道啊！」他們一派無所謂。

　　「那，你們有沒想跟媽媽說再見？」

　　「拜託喔，昨天已經有志工來引導我們做過了。」

　　「那你們是怎麼跟媽媽說再見？」

　　「志工就拉著我們的手，跟媽媽的手牽在一起，還叫我們跟媽媽說謝謝，我們就跟著做了。」

　　病人一生學教育，做的也是教育工作，她萬一看見三

個孩子面臨生離死別場景，是這麼滿不在乎的態度，心裡該有多痛啊？

「我們來聊聊你們對媽媽的感覺好不好？」

他們不置可否的聳聳肩：「好啊！」

「小時候，媽媽讓你們印象最深刻的是什麼？」

三個小孩異口同聲說：「在美國的時候。」然後搶著話說當年親子間趣事，彼此糗來糗去……講著講著，大姊卻突然有些不高興地說：「媽媽最偏心了，每次都跟我說弟弟有多好，叫我要跟弟弟學習！」

聽到這話，弟弟立刻反駁：「哪有？媽媽哪有說我好？每次我做錯什麼事，媽媽就說我最壞了，要好好跟兩個姊姊學學！」

二姊說：「媽媽最疼你們兩個啦，從來都沒有當面說過我哪好？都沒稱讚過我！」

大姊、小弟訝異地說：「哪有？媽媽都跟我說妳有多好，妳才是她的乖小孩耶！」

原來問題癥結就出在這裡：在媽媽心目中，每個小孩都是最好的、最棒的，可是，她總是對孩子誇獎其他兩個手足的好，而不是直接當面讚美孩子：「你真的好棒！」

因此，孩子接收到的訊息，永遠是：「我不夠好、在媽媽心中我比不上其他手足、媽媽並不喜歡我、媽媽不在乎我，不疼我。」直到這一刻，聽見其他兩位手足的形容，才知道自己在媽媽心中，竟然是這麼好、這麼重要！

三姊弟的聲音變得越來越小、越來越低，表情也越來越沉靜，原本輕佻散漫的樣子，都不見了。弟弟語帶哽咽：「我現在才知道，原來媽媽這麼愛我。」兩個雙胞胎姊姊眼眶一紅，也流下眼淚。弟弟這句話，正是媽媽想跟他們每個人說的話，只是沒有從媽媽的口中說出。

「有什麼話，是你們要對媽媽說的嗎？」宗教師引導著。

雙胞胎姊姊說得好小聲：「其實我們也是好愛媽媽的，捨不得媽媽生病這麼痛苦，很捨不得媽媽走。可是不知道該怎麼表達心裡的感受，也不知道還能為媽媽做些什麼？」

「把這些話講給媽媽聽，好不好？」

「講不出來！」這句又是異口同聲。

「怎麼會講不出來呢？就像剛剛那樣，把你們心裡的話講出來就好了。媽媽在等你們，媽媽真的沒有時間了。」

他們三人互看一眼，點點頭，宗教師把他們帶回病房。護理師把病床邊的布幔拉好，圍住病人、先生和三個孩子，讓他們獨處不受干擾。

一層布幔外，隱約可以聽見三姊弟輪流說：

「媽媽，原來在妳心中，我是這麼好……」

「媽，自從妳生病，我們都很心疼……」

「我們很懷念，小時候跟妳一起住在美國的時光，那時候隨時有事都可以找到媽媽。」

「現在我們都長大了，會好好照顧自己，媽媽請放心。」

江女士雙手包著三雙小孩的手，淚水中，綻放出安慰、被諒解了的微笑，母子天性的靈犀相通，此時此刻，無聲勝有聲中，何需多餘的言語……

第四章

自我尊嚴的傷害

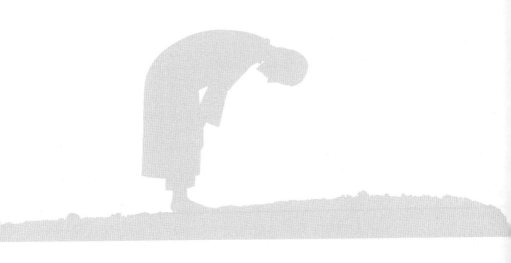

阿雪阿嬤

　　阿雪阿嬤，82 歲獨居老人，三個月前因爲在家昏迷多日，被鄰居送到醫院急診搶救，經過診斷後才知道罹患肝癌末期，時常會出現吐血和低血糖的情況，但因爲沒有家人照顧，所以輾轉在醫院和安養院來回照顧著。

　　病況日益惡化，阿雪阿嬤心情也更加沮喪，自覺好像是社會的累贅，不想麻煩別人的照顧，所以曾經多次表達不想活下去的念頭。安養院不知拿她怎麼辦，只好將阿嬤轉介到安寧病房，希望能讓她得到身心有所安頓的照顧。

　　主治醫師掌握她所有的病史，做完詳細的身體檢查，發現阿雪阿嬤目前面臨肝臟功能衰竭，身體極度失能、食道靜脈曲張破損，隨時有大量消化道出血、低血糖等危及生命的緊急情況出現，但是阿嬤卻沒有家人可以來照顧她。醫療團隊經過開會協商後，請社工師募款，找來全天候的看護幫忙照顧，醫護團隊則密切監測其身體狀況，隨

時給予適當的治療。

　　心理師常會在阿嬤病床邊陪伴，甚至念念繪本給阿嬤聽，書中的道理多半闡釋生命的珍貴，常常聽繪本的故事後，阿嬤就很少再提起輕生的念頭了。

　　美術療育老師也來病床旁陪著阿嬤，除了欣賞美的創作圖像外，也鼓勵阿嬤動手塗鴉，阿嬤拿起藍色的畫筆，一層一層地畫出來，邊述說好像她拿著掃帚打掃垃圾一般，心中的雜念頓時清除不少，畫完時候，竟然連最困擾她的身體搔癢的問題也減輕很多，讓她好感謝醫療團隊的用心。

　　「阿嬤，聽說妳先前一直想要自殺喔？把心事講出來，我們一起參詳嘛！」這是阿嬤轉進安寧病房後，宗教師連續七天的探訪建立好信賴關係後，邊削蘋果，邊溫柔哄著八十多歲，瘦弱不堪的老阿嬤。

　　接過切片好的蘋果，老阿嬤眼眶先紅了起來：「唉，我從小在屏東長大，是獨生女，爸爸媽媽都非常疼我。24歲那年，嫁到台北。我先生是個代書，雖然窮，卻很有才華，個性忠厚老實，顧家，也很疼愛我。」

　　「那時候是民國四十幾年，做代書，總要交際應酬才

能接到案子，他跟朋友因此常去酒家。哼，沒想到，他竟然愛上了一個酒家女！更過分的是，他回到家，跟我說，實在放不下那個酒家女，要我答應讓她進門，三個人住在一起。」

阿雪吵了很多天，也哭了很多天，沒想到翁婿雖然低姿態哀求，卻堅決不讓步。後來三人行的日子，並沒有換來平靜。酒家女不甘心沒有名份，鼓起如簧之舌，天天對阿雪先生造謠洗腦。終於阿雪先生被說動了，跟阿嬤提出了離婚的要求。

忍無可忍的阿雪當下爽快地應允了，當初嫁過來帶了好多嫁妝，現在她要離開了，也把這一切都帶走，全部運回屏東娘家，結果整間房子像被掏空般剩下個空殼子。

在民國四、五十年那個年代，一個女人離婚回娘家，是多麼羞恥的一件事！阿雪好愧疚：「爸爸媽媽這麼疼我，我卻是這麼狼狽地回到家鄉，讓他們丟臉……」左右鄰居的閒言閒語講得很難聽，漸漸地阿雪變得畏縮、封閉，整天關在家裡不敢出門，因為一出門就會被人指指點點。

一年後某天，阿雪先生突然來到屏東鄉下的村子。原

來酒家女只想要錢，拐騙了所有的財產就落跑了。身無分文的阿雪先生，跪在阿雪娘家神主牌前面懺悔，痛哭流涕，一直求：「對不起，我錯了，求你回來好不好？」

村裡的人，老老少少、大大小小，在阿雪家門口圍了一圈又一圈看熱鬧。毫不顧慮大家都在看，阿雪當場冷漠不答應：「我已經糟蹋自己一次，絕不會再糟蹋自己第二次！」

阿雪先生爬到阿雪面前，拉著她的裙角，滿臉的眼淚鼻涕，阿雪看他這般狼狽糾纏，越瞧越火大，再也不想壓抑情緒，於是狠狠甩了他一個巴掌大喊：「你給我滾！」從此他們兩人這一生，再也沒見過彼此。

阿雪離開屏東故鄉，一個人到台北獨立工作謀生，個性豪爽的她，不管到哪裡人緣都非常好。只是，她再也不想接受第二個男人，所以賺來的錢，都用來旅遊，她跟一群好朋友，出國四處去玩。年輕，有錢，有朋友，阿雪看似忘記了舊時的創痛，沒有再去碰觸傷口。

慢慢地，爸媽接著往生了，她就把老家的家當全部帶在身邊保存。阿雪老了，她的朋友們，一個個接著凋零。阿雪越來越孤單，越來越不想走出門去。

　　阿雪生病了，在台北早年買的老舊四樓小公寓，陰暗、潮濕、陽光永遠照不進來。有一回，病發昏倒在房間地板上，沒有人知道她病倒了，只有她自己一個人，躺在地板整整三天兩夜，沒辦法起身走路，大便、小便全都直接拉出來，流了滿地，她只能泡在自己的屎尿裡。

　　在那個黑暗的房間裡，叫天不應，叫地不靈，她一直喊，一直叫，卻沒有任何人聽到她的求救聲，阿雪越來越痛苦，她想爬到窗口，跳下去自殺！可是連爬的力氣都沒有。她不斷問自己：「活著，還有什麼意義？朋友都走了，自己也老了，這身病，也不可能好了，我為什麼還要活著？」

　　在獲救被送醫後，阿雪被證實已是癌末，她又開始一再鬧自殺，轉進一般醫院病房，稍不順心又嚷著要跳樓不想活了，弄得大家對她既要敷衍，又避之唯恐不及。

　　阿雪理不直、氣很壯的問宗教師：「師父，你說，像我這款，活著有什麼意思？死了，不是一了百了？」

　　「阿嬤，五十多年前的事，妳都還記得喔？」聽阿嬤述說她的故事，其實宗教師的用意，是要帶她做「生命回顧」。但從那些故事裡，看到了一個不一樣的阿雪阿嬤。

「阿嬤，過去的事讓你很痛苦，自己一個人躺在地板，孤單無助，這種滋味真的很難受，難怪妳會想要死。不過阿嬤，我看妳的生命不是這樣，在那個年代的女人，嫁到這種先生，一般都會怎麼辦？」

「當然是，嫁雞隨雞，嫁狗隨狗，不管丈夫怎麼糟蹋、怎麼凌辱，都會認命的跟著他。」

「阿嬤，這五十幾年來，靠自己的能力賺錢，到那麼多國家旅遊──」話沒說完，阿嬤開心地搶著說：「對啊對啊，我跟你說，我第一次到那個美國啊……」她高興得講起去各地旅遊的好玩的事。

等她說到一段落，「阿嬤，我不是在安慰妳，我真的看到妳活得很有尊嚴、活出了自己。阿嬤，妳現在還會感覺村裡的人在指責妳嗎？」宗教師判斷她可能不了解別人的看法已經轉變，所以這麼問她。

「對啊，他們都閒言冷語的指指點點。」

「阿嬤，其實當年在他們面前已經澄清了一件事情，是妳先生對不起妳。而且，妳在眾人面前甩他一巴掌，在那個時代，一個女人敢這樣做，是多麼有氣魄的一件事啊！說起來，是妳先生丟臉，不是妳丟臉。阿　，妳是一

個有尊嚴的女人，活出自己，過妳想要過的生活，其實妳這一生過得很精采，只是到老來生病，才讓妳覺得這麼痛苦。」

阿嬤很驚訝：「真的嗎？我這輩子真的有這麼精采？」

宗教師帶著阿嬤，一件件回憶她的往事，肯定她的孝順、工作能力、人緣超好、全世界走透透……等等，也讓她再次釐清，就算時光倒流，這一路走來，她過的都是她想要的生活，其實一切都很值得。

講著、聽著，阿嬤好高興：「師父，聽你這樣講，我是很歡喜，但是，等我出院以後，我還不是又要一個人回到那陰暗的小房間，每天把自己關在裡面，這該怎麼辦？」

「阿嬤，人家社工師有講，要幫妳介紹到一家很會照顧老人長者的護理之家住，為什麼都不肯呢？像妳這樣好手好腳、日常生活還可自理，我們就拜託社工師幫妳安排，出院後，那邊也有護理人員可以照顧，不好喔？」

一聽出院有護理人員可以照料，阿嬤高興起來，開始交代起她的財產：「好，師父，我聽你的話，我來去住護理之家！但是師父，我爸媽留給我好多高級的瓷器碗盤，

我都用報紙包起來，放在我那間公寓客廳的櫃子，師父，那些碗盤全部都送給你！」

阿嬤之所以寧願空著小公寓不賣，是因爲安養院空間小，哪有地方讓她放這些碗盤。而這些碗盤，代表的是她這一生父母親留下的愛。她怎會隨便丟棄這麼重要的東西？當然是要嚴密守護著！但現在她說要給宗教師，宗教師便先順著她老人家的意：「好好好，全部都給我！」

「我還有很多好高級很漂亮的手工洋裝耶，師父，那些洋裝也全部都送給你！」

宗教師笑著概括承受：「好好好，全部都給我，我來處理。我們可以贈送或義賣給需要這些東西的人，你覺得怎麼樣？」

「好啊好啊，這樣最好！我揪歡喜！」阿嬤突然問：「師父，你們念佛，是在念什麼啊？其實我有時候做夢，會夢到佛祖欸。」

聽起來，阿嬤有些善因緣，於是宗教師就教她一些念佛的基本方法。連續談了兩三個小時，阿嬤依然中氣十足，聲音鏗鏘有力，而且還越講越大聲。她好高興有人願意這樣跟她聊天，話匣子打開就不想停。

「阿嬤，不然我們今天先講到這裡就好，妳講太久會累，要休息一下。」

「師父，我不會累啦，我們再來講！」

逼得宗教師只好承認：「阿嬤，其實是我累了，我們明天再來講好不好？」

阿嬤眉飛色舞：「好好好，明天再講！」

隔天早上，宗教師來醫院，馬上到阿嬤的病房，發現怎麼是空床？是出院了嗎？或者是轉床嗎？到護理站抬頭一看掛在牆上的白板，赫然見到一行字：「X阿雪，往生」。

主治醫師正好帶著醫療團隊查完房經過，他好奇追問：「師父，你昨天到底跟阿嬤說了什麼？為什麼你走了以後，阿嬤一直笑、一直笑，就連躺在床上睡覺也一直笑？」

阿嬤大概很久沒好好睡一覺了，也很久沒聊得那麼痛快，把心裡所有的事都清出來，財產也都交代好，她的心，終於放下了。阿嬤就這樣邊笑邊睡，睡到凌晨一兩點時，夜班護理師發覺阿嬤的呼吸型態好像怪怪的，呈現「喟嘆式呼吸」，也就是呼氣的時候，有點大聲，像在嘆息。知會值班醫師過來一看，阿嬤已經進入肝功能極度衰

竭、瀕臨死亡狀態，醫師詢問阿嬤：「有沒有不舒服的地方？」

　　阿嬤搖搖手，不久後又進入昏睡，護理師特別留意她的生命徵象，並且交代旁邊的看護阿姨協助觀察，幾個小時，阿嬤就像睡著般地走了，臉上依稀掛著心滿意足的笑容。

　　事後大家都半開玩笑的虧這位年輕的宗教師：「師父，你到底跟阿嬤說了什麼？怎麼跟你一講完話，阿嬤人就走了咧？」

師父，無閒厼你

阿罔姨，64 歲，是個寡言、內斂的農婦。

因為下體劇烈疼痛，被當地醫院檢查出是子宮頸癌，但是腫瘤已經很大，醫師向家屬明說：「目前治療的方法，在疾病末期階段都沒效，建議轉到北部大醫院。」婦科腫瘤醫師經過詳細的檢查後，發現腫瘤細胞已經在體內到處擴散，建議住進安寧病房。

阿罔姨住進安寧病房後，醫療團隊用心地處理她的疼痛、呼吸困難，和下體出血的情形，護理師也耐心教家屬，怎麼幫阿罔姨做舒適擺位與傷口處置。可是每當心理師和宗教師去看她，阿罔姨都淡淡地說：「無閒厼你。（你去忙吧）」特意與大家保持距離的阿罔姨，也帶著些許卑微，「無閒厼你。」好像也在傳達：「我不重要，不值得你們花時間來關心。」

阿罔姨從不直接拒絕任何人去看她，但她也很少和任

何人有眞心互動，一直保持著一種「拒人於千里之外」的
客氣，讓人無法深入她的內心世界。通常，病人如果強烈
表達無法接受宗教師去看她，安寧團隊當然會尊重病人的
想法，不勉強初次就介入，會先藉由建立信賴關係後才介
入靈性照護。可是從阿罔姨的眼神中，看到的不是平靜安
詳，而是無助、恐懼、不安。雖然沒辦法多談，但既然她
沒有直接表示拒絕，宗教師就若無其事，還是常常與護理
師進行舒適照護時，一同去看她、陪陪她。

　　有天早上，心理師去探望阿罔姨鄰床的病友，正在說
話時，突然進來四、五個人，該是阿罔姨的親友。由於隔
著布幔，看不見他們，但聽得到他們談話的內容。

　　只聽見第一個親友輕鬆說：「總統也會死啊，大家都
會死嘛，恁免剉咧等啦！」

　　接著第二個親友說：「恁弟弟上個月才死，這件事你
都不知喔？」爲了不讓阿罔姨太過悲傷，家屬刻意瞞著她
這個消息，沒想到這個親友劈頭就講出來。

　　然後第三個親友說：「唉呀，都到這個地步了，恁想
吃什麼，就盡量買來吃吧。」

　　其他人紛紛附和：「是啊是啊，錢存嘛用不到啊，想

吃什麼，恁就盡量吃啦！」

　　心理師心想，這真是什麼跟什麼啊？竟有人這般探視病人的？這些親友，每個人看起來都很純樸，雖然都不是懷著惡意，想盡力表現出關懷，可是他們不知道如何適當表達，以至於脫口而出講出來的每一句話，無心傷害了阿罔姨。

　　阿罔姨的癌細胞轉移到整個肺部和腹腔，她的腹部接了一條管子，好讓血水可以排出來，整個身體也變得腫脹，臉色也變得蠟黃。她根本一點胃口也沒有，聽到「食物」兩個字就想吐，也吃不下東西，勸她要多吃，簡直是種酷刑。

　　心理師很擔心他們會再講出更多「驚悚」的話，忍不住，走出布幔，就看見阿罔姨一個人瑟縮在床中央，表情非常驚恐無助，眼眶蓄滿了淚水，全身不停發抖，像用盡力氣要阻止眼淚掉下來。幾個親友卻視若無睹，站在病床邊，還在不停叨念規勸：「生死喔，這攏是上天註定好，恁就盡量看得開些，多想也沒有用……」

　　看到這幅景象，心理師不加思索，衝過去抱住阿罔姨，她的眼淚立刻掉下來。阿罔姨哭得好傷心，那些親友

又硬生生擠出一句：「麥哭啦，世間本來就無常啦！」直到看阿罔姨哭到撕心裂肺，親友們覺得尷尬又不知所措，才一個個悄悄地離開。

痛哭的阿罔姨漸漸平靜下來，因為之前拒絕心理師那麼多次，一時之間，她也不知該講什麼。

「阿罔姨你先休息一下，好不好？」

她點點頭。心理師協助她躺下，幫她蓋好被子，悄悄離開病房，將所發生的事情經過，向主治醫師、護理師和宗教師談起，並且建議無助與恐慌的阿罔姨，非常需要靈性照顧。

隔天下午，宗教師又隨著護理師進到病房，看阿罔姨閉著眼睛，好像在睡覺。拿了一本《普門品》，宗教師坐在她身邊，輕聲念誦。護理師做完常規的照護後，阿嬤還沒醒，宗教師想讓阿罔姨好好睡一覺，下次再來。他們剛轉身，就聽到背後傳來小聲急呼：「阿彌陀佛不要走！」

宗教師轉頭，看阿罔姨雙眼緊閉，明顯是在裝睡。

阿罔姨為什麼要裝睡？自然是因為不好意思。但又不能直接戳破她說：「阿罔姨你別裝了啦，我知道你沒在睡！」

　　所以宗教師回頭俯著身子，幫阿罔姨理理鬢髮，只見她眼皮微微發抖，再摸摸她的手腳，看有沒有冰冷，然後幫她拉拉被子，整理一下，宗教師就隨同護理師走出病房。

　　大約一小時後，阿罔姨兒子推著輪椅帶她出來走走，在空中花園，阿罔姨看到匆匆路過的宗教師，竟會主動打招呼，宗教師把握機會走到她身邊，陪著阿罔姨說說話。

　　從小是童養媳的阿罔姨，34歲時，丈夫車禍往生了，婆婆全身癱瘓十幾年，都是她在照顧，大兒子罹患小兒麻痺，二兒子生下來就智能不足，三兒子退伍後不久也車禍往生，最正常的小兒子結婚後，生了一個女兒，竟是腦性麻痺。

　　含辛茹苦的阿罔姨，好不容易熬到63歲，竟然得到子宮頸癌；64歲，癌細胞轉移到肺部和全身各處，生命即將結束。她這輩子沒過到一天好日子，好像是生下來就是為了受盡折磨似的。

　　阿罔姨深深嘆口氣：「師父，我一輩子沒做過壞事，我的人生卻這麼悲慘，你叫我要相信什麼？這世上有神嗎？有佛嗎？我實在不相信。如果真的有神佛，為什麼讓

所有的壞事都發生在我身上？」

「爲什麼唯獨我的人生這麼悲慘？」

其實這種問題，從來就沒有人能給答案。

看著阿罔姨的眼睛，宗教師說道：「阿罔姨，我很心疼、很捨不得妳的遭遇，但是我不知該怎麼回答妳的問題。」

阿罔姨又問：「師父，像我這種人，命這麼歹的人，死後會不會去陰曹地府？」

聽到這句話，宗教師終於明白，爲什麼阿罔姨住院以來，一直這麼驚恐無助，常常莫名其妙發抖。

從丈夫車禍往生，很多親戚、厝邊鄰居都閒言閒語說阿罔姨：

「恁厝祖先墓地沒有蓋好啦！」

「妳被冤親債主詛咒了啦。」

「恁兜祖先一定有人做失德的事，因果報應啦！」

聽多了，阿罔姨也覺得自己的一生，就像被詛咒一樣，才會衰事連連。像她這麼不幸、倒楣的人，死了之後，理所當然不會更好，只會更差，最後就是到地獄繼續受苦吧？這就是她一直以來，因爲教育程度和環境而被灌

輸的生死觀，難怪她會每天都「剉咧等」。

　　宗教師換個角度問阿罔姨：「妳在三十幾歲、那麼年輕的時候，沒錢又沒背景，到底是怎麼做到的，竟然能把四個小孩養大？這幾個孩子，雖然有些身心障礙，但我看每個孩子都很有禮貌、很孝順，妳是怎麼把他們教養得這麼好？」

　　「師父，我一直告訴自己，孩子既然是我生下來的，就一定要把他們撫養長大，每個孩子都是我心頭上的一塊肉，我絕對不會放棄。」

　　「這麼多年來，妳都沒有去尋求申請社會福利救助嗎？」

　　「孩子是我生的，我有責任把他們養大，怎麼可以把這種責任交給別人？再怎麼苦，我都會咬緊牙根撐下去。那些社會救濟金，應該送給比我更需要的人。我在小學的廚房幫煮營養午餐，學生總有吃不完、剩下來的飯菜，我就打包帶回去，給我婆婆和四個孩子吃。煮完午餐，就去幫人家打掃、洗衣服，有時候一天要趕三戶人家。我一個人兼了五、六份工作，一點一滴累積，總算都把小孩子養大了。這些孩子，也都知道媽媽很辛苦，才能把他們養

大，所以他們都很孝順，很聽話。」

「阿罔姨，如果有人跟妳有相同的處境，要不尋求社
會救助、要不大概早就抑鬱而終了，妳怎麼有辦法一個人
扛起這麼大的擔子？眞是不簡單，令人讚歎！」阿罔姨可
能一輩子都沒聽過人家稱讚，何況宗教師講的都是事實，
她眼睛爲之雪亮，也好驚訝自己頓時將多年來的千斤重擔
抛之腦後。

「所以陰曹地府嘛，妳大概去不成了！不是人死後都
會到陰曹地府，還有一個阿彌陀佛接引過去的極樂世界，
像阿罔姨這樣善良、負責任、工作認眞、有愛心的人，反
而是讓阿彌陀佛接引到極樂世界的機會很高耶！」

阿罔姨好高興：「師父，那你跟阿彌陀佛說，叫祂今
天晚上就來帶我走！」

「可是我沒有阿彌陀佛的電話。」宗教師藉著阿罔姨
的話開玩笑，當然，阿彌陀佛那天晚上也沒有來帶她走。

阿罔姨病況比較穩定，就辦理出院，住進北部的護理
之家。宗教師常常去護理之家看阿罔姨，也順便跟其他病
人聊聊天，幫他們拍拍背，或按摩躺僵了的身體。那些病
人都很期待有人來看看他們，陪陪他們。

「阿罔姨身體有沒有哪裡痠？哪裡痛？師父幫妳抓一抓好不好？」

「師父，我不要緊，」阿罔姨指指隔壁床，「她比較嚴重，你幫她啦。」聽阿罔姨這麼說，令人感動又疼惜。

事實上，阿罔姨的病情比同房中任何人都還嚴重，她是通舖唯一的癌末病人，肚子插了根管子，血水隨時往外引流出來，整天躺在床上不能動，她也很期待有人來看她，可是，她竟然毫不猶豫把機會讓給別人，還說：「我不要緊。」這無非就是慈悲、靈性的力量啊！

阿罔姨過去，只是找不到生命的意義和價值，現在找到了，真的一切苦難都不那麼真實了。這一點點身體的苦，和她一輩子生命的苦比起來，算得了什麼？阿罔姨已經超越了身體的病痛，將所有都寄託給阿彌陀佛，閒時就照法師所教導的勤加念佛，時時擁有心靈的平安和慈悲的力量。

阿罔姨的病情又惡化，很快被安排住進安寧病房，但她不再縮在床上發抖，而是很平靜、很安詳，時常手持念珠撥動念佛，也很樂意接受醫療團隊的照護，所以身、心、靈性的症狀，很快就得到良好的處置，主治醫師也誇

讚阿罔姨是病房的「模範生」，大家都很喜歡找她聊聊，無形中也感受她堅毅的生命力量。兒子到病房，看到阿罔姨指甲長了：「媽，指甲這麼長，我幫你剪一剪好不好？」

阿罔姨搖搖頭。

「阿罔姨，不然師父幫你剪好不好？」宗教師剛好進病房目睹這一場景。

阿罔姨點點頭，又拿了一張衛生紙給宗教師：「師父，你剪下來的指甲，可以放在紙上面。」

用衛生紙墊著，宗教師幫阿罔姨把手、腳指甲都剪乾淨。剪完後，阿罔姨很仔細、小心地把衛生紙折好、把指甲包在裡面，交給她兒子：「媽媽這輩子沒什麼東西可以留給你們，只有這包……你收著吧。」

當「心」不再有所罣礙時，即使是一個受盡病痛的末期病人，也能散發出無盡的慈悲和關懷，化為對周遭親友和醫療團隊的最大祝福！從阿罔姨自若的神色，讓我們充分感受到「同體大悲」的力量無遠弗屆，這大概就是得到菩提心法的「蝴蝶效應」吧，其當下的功德，就由心底的無間地獄，頓時超升到佛國無限光明的淨土，讓接觸者都為之動容啊！

他是我的小孩

「師父，我哥得了癌症，住在醫院的腫瘤病房，心情一直很不好，能不能請您去看看他？」電話中，景孝的聲音聽起來很焦急，也很無助。

景孝的哥哥景慈，是一位成功的企業家，也是虔誠的佛教徒。54歲的年紀罹患罕見的腹腔內平滑肌肉癌，平常忙於工作，以為是消化不好而已，根本不以為意，等到腹部異常腫脹、疼痛，診斷時癌細胞已經擴散到肺部和腦部等重要器官了。

腫瘤科的主治醫師將治療計畫告訴病人和家屬：「已經無法進行任何治癒性的治療，只能進行支持性的療法。」主治醫師安排了安寧共同照護，負責安寧照會的醫師，協同安寧共照護理師小陶，一起來病房探視景慈，給予適當的處置建議外，並委由小陶負責後續定期探視和照護。

景孝電話中特別交代：「師父，請在我大嫂不在的時

候才來，因為我大嫂很排斥宗教信仰。」宗教師先向安寧
共照護理師小陶，問清楚了病人的詳細病情，發現他的死
亡恐懼很深，於是第二天趁景慈的太太不在，宗教師便與
小陶到病房去看他。

「哥，師父和護理師小陶來看你了。」

「王先生，你好。」這是宗教師和景慈第一次見面。

景慈原本躺在床上，看到宗教師立刻坐起來合掌為
禮：「師父您好！不好意思還勞煩您跑一趟。」

「我哥因為學佛，還帶動全家人和公司員工一起虔誠
學佛、禮佛呢！」

「太好了，能帶動家人，尤其是父母一起學佛，是最
大的孝順。」

聽宗教師這麼說，景慈微微一笑：「謝謝師父。我的
父親很安詳往生，因為在最後幾天，我一直陪在旁邊協助
引導，全家人一起和父親共修念佛了好幾天，最後父親是
在念佛聲中平靜含笑往生的。」

「嗯，我父親往生後，還有許多瑞相產生，讓我們家
人對佛法更有信心，也很感謝大哥，不厭其煩帶領我們全
家學習佛法。」景孝點頭附和。

景慈嘆了口氣：「我現在身染重病，什麼都不能做了。」

「身染重病，不是更能體會當初你父親嚴重心臟衰竭的情境？想想你父親，有辦法在呼吸困難、舉步維艱、快速失能的痛苦情況下，還能堅定心念，持續念佛，真是了不起啊！」

「我想父親，大概是因為捨不得我們難過吧？」景慈想了想。

「你的意思是，父親因為捨不得你們難過，所以把『捨不得』轉換成『用功求生西方』的力量，也才能至今都安慰著你們？」

景慈看著法師，許久都沒有說話。

「你上有老母親，還有關心你的家人，你有沒有想過，要怎麼做，才能像父親一樣，往生後還能安慰著全家人呢？」

「師父，您的意思是，我也要把捨不得，轉換成用功的力量嗎？」

「試試看吧，雖然身體不舒服會影響心念，但還是有努力的空間。想想當初你是怎麼引導父親的？把方法拿出

來用用看。讓自己平安，才是對父母最大的孝順啊。」

　　這一次會面後幾天，景慈就因症狀控制穩定，辦理出院。三個月後，景孝再次找宗教師：「師父，我大哥又住院了，想請你有空的話，可以來看看他，今天下午我大嫂不在，您能夠來嗎？」

　　這次見到景慈，他半躺在床上，病況更形嚴重，兩側肋膜腔內的積水快速累積，讓他即使兩側都插著胸管引流，休息時仍會喘和疼痛，眉頭更加深鎖，身體比三個月前更虛弱。

　　「沒事！沒事！等積水引流到不見，穩定了就可以出院了。」景慈對來探病的訪客都這麼自我安慰的說。

　　雖然腫瘤科醫師嘗試了所有的藥物配方，但是腫瘤絲毫沒有變小，症狀也日漸加劇，景慈對身體快速失能感到十分焦慮。剛好腫瘤病房護理師推著換藥車進來換藥，景孝和宗教師退到病房外談話。

　　「醫生說，我哥這次可能出不了院了。」

　　「景慈知道嗎？」

　　景孝搖搖頭。

　　「知道病情，心情當然會不好，但是不知道病情，把

焦點一直放在身體的衰弱上，想要企圖挽回不可能再回復的身體，造成事實和期望之間巨大的落差，無法好好地做心理調適，當然也無法把心安住在佛法的用功上，如果就這樣走了，你想會是善終嗎？」

「那怎麼辦呢？」

「實話實說，你哥哥是有力量的人，我們要相信他。」

幾天後景孝又來電找宗教師：「師父，哥哥現在已經很清楚自己的病情，可是這幾天狀況更糟。今天，哥哥血壓下降，血氧數值也不穩定，但他口中還一直隱隱約約唸著皈依、皈依，原來哥哥這幾天一直在等著師父來皈依，我一聽懂，趕快打電話找師父！」

宗教師立刻找了共趨護理師小陶，一起趕去腫瘤科病房。

「景慈，我是師父。」

景慈閉著眼睛，躺在床上，整個人躁動不安，手腳不時抽動、扭曲，已經進入末期譫妄的階段。他的頸部插著一根靜脈導管，持續地輸入點滴，這兩天他時常陷入昏迷。

聽到宗教師的聲音，景慈掙扎著睜開眼睛。

「景慈，你已經知道，自己的狀況很不好嗎？」

景慈微微點頭，吃力地發出聲音：「師、師父……」

「你想皈依是嗎？」

他點頭。

「你知道皈依的意思嗎？」

景慈聲音非常微弱含糊：「皈依、佛，皈依、法……」然後就再也無法說話。

景孝在一旁很著急：「怎麼辦？師父，快來不及了！」

「景慈，你聽就好，不用回答。師父現在馬上為你做證明，皈依佛陀，你要至誠懇切，就揣摩當初父親的心情一樣。」

簡單隆重的皈依儀式中，腫瘤科醫師、主護護理師、安寧共照護理師小陶，全程陪伴，隨時觀察病人的情況，給予必要的藥物與處理，但景慈大部分時候都像是深度昏迷的狀態，沒什麼特別的表情與情緒反應。

直到宗教師誦：「王景慈皈依佛，皈依法……」這時景慈忽然把手舉起來，想要合掌，兩手卻無法對準彼此，一直在空中揮舞。共照護理師小陶看到了，細心協助他將雙手合起來，景孝看了非常地感動。

　　皈依儀式圓滿結束，景慈法號「安心」。

　　「感謝師父！」景孝含淚不停在旁念誦：「阿彌陀佛、阿彌陀佛。」並引導哥哥隨著呼吸節奏念佛。

　　過幾天，宗教師經過景慈住的病房，剛好有時間可以上去看看他，就先與病房的護理師打聲招呼後，進去探望。景慈這幾天常陷入深度昏迷，宗教師和他說話，他都沒反應。

　　「多謝師父來一趟。」景慈母親紅了眼眶：「師父，我很不甘心，我這個大兒子很孝順⋯⋯」轉頭望著景慈，悲傷到難以自已：「囝啊！你一定很艱苦⋯⋯」

　　這時突然有位婦人像旋風般掃進門，一看到景慈的母親，馬上指著她鼻子罵：「妳來這裡做什麼？妳回去啦！」這位婦人就是景慈的太太。

　　母親沒有回話，只看了一眼兒子，就默默退到牆角，低著頭流淚。

　　宗教師合掌向她點頭問候：「王太太你好。」

　　「你又是誰？來這裡做什麼？有人叫你來嗎？」王太太很不屑睥睨著宗教師。

　　「對不起，來不及知會您一聲，我是安寧病房的宗教

師，來探望景慈。」

　　這時景孝剛好走進病房，王太太指著他咆哮：「哪裡來這些亂七八糟的人？一定是你趁我不在，把她們帶進來的對不對？」

　　「很抱歉，王太太。」宗教師打圓場：「是我太唐突了，沒知會就來了，請不要生氣，大家都是爲了景慈好！」

　　王太太的聲音像要炸開整個房間：「都是爲他好？你好我不好，出去啦！」

　　「對不起，大嫂，不是這樣的啦，大家都是爲大哥好……」王太太的情緒，似乎不是任何人可以安撫得了，景孝趕忙帶著母親和宗教師退出病房，到家屬休息室。

　　「景孝，眞是抱歉，我剛好經過，忘了先通知你……」

　　「師父，該抱歉的是我。我大嫂平常就是這樣，你可以了解，我大哥的生活有多痛苦了吧？她對我爸爸媽媽，非常不尊敬，還動不動就詛咒我們王家的列祖列宗，我眞的不知道，我們家怎麼會招惹到這種人？」

　　約莫二十分鐘後，王太太氣呼呼地離開醫院。

　　「師父，快！剛剛發生的事，我大哥一定會聽到，而且一定對師父感到很抱歉。」

「可是你大嫂會不會馬上又回來？引發更大的衝突？」

「應該不會，她通常都是來一下，就離開大半天，有時候到隔天才會再出現。」

景慈躺在床上，雙眼緊閉，似乎依然昏迷中。

宗教師站到床邊輕聲說：「景慈，我是師父。剛剛發生的事，你都有聽到是嗎？」

景慈手在空中無力揮著，眼睛已經睜不開。

「景慈，你的時間不多了，可能是現在，可能是明天，千萬不要前功盡棄啊！當你身體健康的時候，你可以慈悲地祝福太太，現在，更應該用祝福的心去祝福太太、祝福媽媽、祝福大家。我不確定最後那個時間，是不是可以陪著你，我也不確定那個最後的儀式，是否可以如你所願，但不管怎麼樣，你都要知道，即使我們無法陪在你身邊，我們都在持續地祝福你，你一定要記得。」

景孝在哥哥身邊坐下來，觀察哥哥的呼吸，與法師引導哥哥一起念佛。隨著穩定的念佛節奏，景慈漸漸安定下來，隱約感受到呼吸頻率與念佛聲一致，臉部線條也變得放鬆柔和。原本聽說病人極度躁動趕來病房的主治醫師，從旁見到這歷程，讚嘆病人的內在力量，囑咐醫護團隊持

續保持關注，鼓勵家屬繼續以這樣的方式陪伴。三個小時後，景慈在念佛聲中安詳往生了。

　　景慈出殯那天，景慈媽媽告訴宗教師：「景慈往生那個時間，我在家聞到一股很濃的檀香味道。覺得這股香氣是孝順的兒子來向我告別。幾天後，夢到自己推著一台嬰兒車，車裡的孩子，是小景慈。突然間阿彌陀佛現身，指著嬰兒，對我說：這個小孩已經不是妳的了。他是我的小孩！隨即抱起小孩往光很亮的地方走過去。」

　　老母親一驚而醒，悲欣交集外，也得到很大的安慰。這個夢，讓媽媽將悲傷化為感謝與祝福，從此以後，對這個早逝兒子，真的「安心」了。

第五章

自我放棄

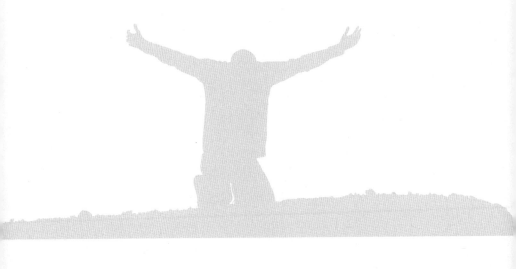

邱媽媽

　　邱媽媽 58 歲，去年三月，發現已經是大腸癌末期並轉移到肝臟，在經歷了半年的治療之後，身體已經好轉，雖然化療後的身體虛弱仍尚未完全復元。當時家人都樂觀地想像，一切都會好轉，怎料癌症的變化非常快速詭譎。

　　今年端午節過後，她的腫瘤復發，身體越來越糟，身體的腫脹與疼痛伴隨著她，即將退伍的老么來看邱媽媽時，不斷向上蒼乞求：「請賜我機會，還能陪在媽媽身邊。」退伍後，看著邱媽媽的疼痛、水腫，與日俱增，無法進行積極治療，邱家老么只希望媽媽突發的疼痛能夠減輕，夜裡能夠入睡，而不是每天夜晚都得在忍受痛苦中度過。

　　邱媽媽每當忍受不住疼痛時會吼：「不要理我、不要理我。」在腫瘤科醫生的建議下，邱媽媽出院到安寧門診接受諮詢，經過與醫師的會談了解安寧照護的內容後，她

自己決定入住安寧病房，在一旁的先生也支持她的想法，希望她的痛苦能夠減輕，讓她得到舒適和有尊嚴的照護。

住進安寧病房當天，醫師和護理師共同評量身體症狀時，邱媽媽哭喊著：「好痛好痛，讓我一頭撞死算了！」心理師聞訊趕緊過來訪視新進的病患，聽到邱媽媽這樣講，心理師趕緊拉張椅子，坐在邱媽媽病床邊，眼神柔和地看著她說：「我曾聽病房的宗教師說過，舉凡人有很多種死法，好死也是死，痛死也是死，再怎樣我們也要選擇不要疼痛至死，要舒適、有尊嚴地活到最後一口氣，把身體的病痛和情緒、靈性的不平安，交給這裡的醫療團隊處理吧。」

在安寧醫療團隊的積極處理之下，邱媽媽的疼痛、腹脹、下肢水腫，和食慾不振等症狀，漸漸得到有效的控制，她的心情也隨之好轉，對於醫療團隊成員的互動更形良好，與心理師也可以侃侃而談過去工作、家中的事情，宗教師每天也會來看邱媽媽，建立好彼此的信賴關係。

知道邱媽媽對於死亡和宗教的看法，對於佛教義理雖了解不多，但不會排斥，也希望法師能夠開示往生者的未來去處，看出邱媽媽心裡，對未知的往生，有著太多疑

惑：「要怎麼做，才能往生到阿彌陀佛的極樂世界？」

　　末期病人的存活期有限，面臨死亡是無法避免的，是需要積極認知和學習的人生課程，除了身心症狀得到緩解是最基本的條件，宗教師也時時努力幫忙，為病人的心靈鋪條好走的康莊大道。

　　但多數病人和家屬沒有想到這一塊，甚至完全忽略不談，導致病人心靈不平安，臨床上出現各種躁動、怕死的恐懼現象。家屬也常因避談死亡、有強烈的失落感、罪惡感等，在諸多瀕死現象出現時，還要求醫療團隊做延命措施，甚至跪著向主治醫師拜託，甚至說道不管花多少錢都沒關係，要給所謂的「壓箱寶」藥物和療法，這種狀況下，當然不會如人所願，病人畢竟還是往生了，而這勉強進行的延命治療，就是所謂的「無效醫療」。

　　這在醫療專業上的判斷雖有挑戰，但是先進國家的醫療決策，都已經有很好的醫學指引，傾向於要積極重視病人的末期照護計畫，尤其是「預立醫囑計畫」的推動與進行，這是重視醫療人權的實質作為。台灣的安寧緩和醫療界，目前也正在努力推行「預立醫囑計畫」當中，讓社會大眾和醫療界共同正視並面對醫療極限之後，無法避免的

死亡議題之處置。

　　宗教師深入了解她的習慣，凡事都要先有計畫，才能按部就班去做，為了讓邱媽媽心理先有準備，先拿了一本《西藏生死書》，給在病床邊負責照護的邱家老么讀，希望他先了解後再跟媽媽解說。其中在瀕死的章節裡，記載了許多經歷過死亡的人，和他們所看見的景象，那是完全充滿光明、祥和、幸福的感受，如同一道溫暖的光將你環繞，耀眼奪目卻不刺眼。面對死亡，每個人都會害怕，心裡都會不安，因為它是一個未知的領域，大多數人也都會心生恐懼。

　　邱媽媽因為體力很差，老么就一字字的慢慢念給媽媽聽，並試著如宗教師的引導，讓媽媽想像即將要經歷的過程，就算家人不在其身旁，但記得有家人滿滿的愛和祝福，萬一面臨瀕死時，不要害怕，要記起有光明佛護持。

　　她身上的痛得到緩解，心靈的死亡恐懼得到撫慰安頓，所以安寧團隊成員到病床邊探視時，邱媽媽都會微笑說謝謝，也常輕握著醫師、護理師的手，表示感恩。宗教師每天會抽空來探視邱媽媽，跟邱媽媽說些佛教的小故事，「目犍連尊者」的故事最令她動容。因為邱媽媽在住

進安寧病房時，正值傳統習俗的農曆七月、俗稱的「鬼月」。

「農曆七月，佛陀神通第一的大弟子目犍連尊者，為了救度在地獄受盡苦楚的母親脫離苦海，使出神通力欲相救，但仍不敵母親的業力而未果，於是向佛陀請求協助，佛陀告訴他，在印度七月雨季結束，是僧團結夏安居修行結束的時分，此時供養僧眾的功德很大，可以回向給母親，度脫母親出離地獄的苦，所以成了佛教的教孝月。這個月份是為了提醒大家，孝順家中的父母，要學習目犍連尊者的孝親行動和精神。」

宗教師跟邱媽媽說：「每個人離開塵世的方式都不同，不能強求自己去學別人，不要刻意壓抑自己內心的感受，隨著內心真實的心境，去感受那股平靜。」

某天，邱媽媽問宗教師：「以前初一十五都會去廟裡拜拜，祈求家人的平安，對佛教並沒有深入了解，但什麼是皈依？」

「皈就是將心交給佛菩薩，依是讓心有了依靠，如同註冊一般。皈依後便成為了正式的佛弟子，佛陀經典上說，皈依後可獲得三十六位護法善神的護佑。」

身體的不適症狀減緩了許多，團隊認為邱媽媽的心靈有很多成長的空間，更需要宗教師的引導與互動，帶領她走過這人生中最艱難的一程。

所以宗教師密切地與她互動，並且隨機說說佛教的典籍故事，讓邱媽媽的心靈層次提升不少，邱媽媽主動向法師請求並完成了皈依的儀式，法號叫做「蓮心」。

宗教師希望她如同法號一般，能處於塵世煩惱，放下罣礙，心如蓮花般出淤泥而不染。佛，這個字，代表了覺悟與光明。宗教師為了幫邱媽媽能更定下心來，刻意挑了一幅白底、全身散發著金黃色光芒的阿彌陀佛掛像，阿彌陀佛的右手是向下的，代表著祂在接引，每個願意讓祂帶領的人們前往西方極樂世界。

皈依後，宗教師為邱媽媽訂下每天可行的例行功課，其中觀相念佛最合於她的身體情況。「我們的心要真誠、清淨、平等、正覺、慈悲，而行要看破、放下、自在、隨緣念佛。而觀佛相念佛，也是一種修心的方法。」這幅佛像就陪著邱媽媽一直到生命最後的旅程。

對於自己老母親，邱媽媽一直認為未能盡孝很是罣礙，認為她是所有兄弟姊妹中最令媽媽擔心的，很是自責

不孝。經由心理師的了解後，與邱媽媽談起她的心事，最好是「解鈴還須繫鈴人」，於是建議見見老母親，希望有機會來打開此一心結。邱媽媽聽後很是贊同，所以同意媽媽由南部來探視。母女倆見面時泣不成聲，老母親見到她很不捨、很心疼，但是邱媽媽也在當中，向老母親道謝、道愛、道歉，並且道別，場面十分感人、溫馨。在此之後，邱媽媽的心平靜了許多，也漸漸學會了放下，對於母親的孝順有更進一步的看法。

「孝順有許多種等級，能讓父母有好的生活，在物質上能夠享受，好好的奉養父母，這是初等的孝。」宗教師每次來，都會有所點化：「然而最大的孝道，卻不是每個人都能做到的，如今妳必須先行面對生命的結束，在父母的面前，要有一個好的典範，面對死亡時從容的態度，嘗試著教導在世的親人，死亡並不可怕，這樣的典範才是大孝！」

「我這樣說，並不是要妳壓抑自己，是要提醒妳，傾聽自己內心的真實聲音，而不逃避問題。」邱媽媽深思好一會兒，雙手合十，虔誠的向宗教師說謝謝。

白髮蒼蒼的老母親又從南部上來探望，她心裡有數，

這是最後一次見到女兒，但那天，已經皈依內心平靜的邱媽媽，表現確實也讓老母親的悲傷不那麼重了：「我沒事，媽真的不要擔心了。」邱媽媽的勇敢，來自於平靜的內心，平靜的內心，源自於學會了放下。

邱媽媽在意識仍然清楚的這段時間，交代了她的後事，有天大兒子奇怪的問在病床邊的小弟：「沒想到媽媽已經可以把往生這件事，看得這麼開？」長時間陪伴媽媽的老么，目睹宗教師這些時日來的引導，對於生命的緣起緣滅，也有了認識、知曉，對母親希望能夠往生西方淨土，也給予很美好的祝福，也勸父親和大哥可以隨順媽媽的善願，不要成為媽媽的阻礙與絆腳石。

在安寧病房住了兩個禮拜之後，情況看似穩定，家人會有錯覺，認為邱媽媽的身體是不是變好了？甚至會閃過「是不是可以重新思考、並且拚看看治癒性的療法？」但是醫生提醒：「雖然表面上看似平穩，但其實身體裡的病灶，是持續在演進的。」

一般當病人住進安寧病房，都會接受出院時居家療護的規劃，在病情相對穩定時，可以將有限的病房資源讓給更需要的人。所以在邱媽媽病情穩定時，主治醫師提及：

「是不是考慮要回家休養一陣子，先安排接受安寧居家照顧，有需要時再聯絡、安排住院？！」家人也希望邱媽媽可以回到住了二十多年熟悉的台南老家，於是便安排了出院，護理師仔細的教導邱家老么，學習如何定時的使用藥物，完成了居家照護的準備事項，好讓邱媽媽放心回家休養。

就在預定出院的前一晚，老么扶著媽媽去廁所時，她忽然失去意識跌坐在馬桶上，兩眼上吊，有那麼幾秒鐘的時間，對於孩子的呼喚，完全沒有反應，醫師立刻改變計畫，暫時延後出院，再行密切的觀察與處置。

準備出院之前，主治醫師曾告訴家屬：「監控一個人的四種生命跡象，可以知道生命狀態：意識、血壓、心跳和呼吸。當這四種徵象穩定時，大致上表示生命跡象處於平穩的狀態。」但從跌那一跤後，邱媽媽的意識不再那麼清晰，她的理解力以及一切感官覺受都在變差，邱媽媽病情已經惡化了。

邱媽媽對於自己所在的時空環境，起了疑惑，逢人就問：「我到底在什麼地方？」不論是護理師、家人還是醫師，都會詳細地導正她的時空資訊。

　　這個問題，邱家老么特別問了主治醫師，他的回答是：「以醫學的角度來解釋，這個時候，邱媽媽的腦部也已經在退化了，所以意識開始有些渾沌。會產生漂浮、不踏實的身體感受。協助她有正確的方位很要緊，更重要的是要防止她因身體不穩而跌倒受傷。」

　　「怎麼會這樣？摸東西，感覺不出來是什麼形狀？」

　　「看東西，怎麼變得模模糊糊？」

　　「怎麼都聽不懂你們在說什麼？」

　　邱媽媽越來越糊塗了。

　　「這是外在身體結構變差在進行的過程中，所產生的變化，這只是一個過程，越是排斥會越感無所適從，讓身體去接納這些變化吧。」宗教師安撫邱媽媽的心，也安頓著慌張的家人。

　　回到台南老家看看的心願，此時已經無法達成，全家人決定向醫院請天假，帶著邱媽媽去八里左岸走走，這是她以前常常和邱爸爸兩人放假時來的地方。她最喜歡的就是和老公兩人到處走走，吃吃小吃，雖然沒有山珍海味與榮華富貴，但這樣簡單，就讓她覺得非常的幸福。

　　中午，家人特地安排去了以前邱媽媽很喜歡的一家餐

廳用餐，住院之後因爲腸胃道完全阻塞，幾乎沒有經口吃
東西，只靠點滴輸液的邱媽媽，淺嚐了專爲她點的各式荤
餚味道，連大家點不同的飲料，她也都各嚐了幾口。用完
餐，大家推著輪椅在河畔漫步著，邱媽媽突然疑惑的問：
「師父是不是不想理我了？爲什麼好幾天都沒有來看我？」

　　邱媽媽對時間的概念有些許不清晰了，老么蹲下來握
著媽媽的雙手：「前兩天是周末假日，師父也要休息啊。」

　　下午大家帶著邱媽媽回台北的家，只是這生活多年的
家，對她也許已經不再那樣的熟悉了，但畢竟是居住多年
的地方，邱媽媽的眼神很茫然。邱媽媽喊累，於是先抱她
到床上稍作休息。

　　五點半左右，準備返回醫院，邱媽媽開始不舒服：
「肚子痛到要裂開了！」馬上趕回醫院後立刻處置，打了
止痛針，過了一會兒才總算平穩下來，當晚邱媽媽的生命
指數一直在下降，在凌晨時分，邱媽媽走了。

　　邱媽媽後事處理完，邱家老么特意寫了張感謝卡片，
給安寧團隊：

　　我在安寧病房的日子，有許多的成長與感謝，在那裡的
每位護理師、醫師和工作團隊成員，都讓我非常感恩，對於

病房的宗教師，安頓了媽媽臨終的心，更是有著諸多感激。

　　謝謝這個陪伴我媽媽度過人生中最後一程的團隊們，謝謝你們！

不要跟我說話

「我的臉好腫，很不舒服！」

「我覺得都呼吸不到空氣。」

「雙腳又腫、又脹很不舒服，下床走路很費力，怕腳
會受傷，不太敢下床。」

64 歲的呂老先生，連說話都無法一口氣講完，中間
還要稍微休息一下。自己明知罹患鼻咽惡性腫瘤，不做積
極性治療，偏聽信身邊一票「鬥陣仔」七嘴八舌，採用民
間草藥秘方治療。直到最近喘到受不了，加上吞嚥時，食
物常從鼻孔跑出來，才不得不到醫院就醫。

醫師眼前的老呂，整個臉部因為頸部淋巴腺腫大，而
引發上腔靜脈阻塞症候群，也就是臉腫、人喘、臉部小血
管明顯擴張而呈現紅色。被確診是鼻咽惡性腫瘤時，上胸
已出現皮膚病灶外，加上兩側腋下也有淋巴腺腫大起來。
醫師曾安排他做局部的放射線治療，雖有暫時性的改善，

腫瘤也稍微縮小，老呂卻不願住院接受手術和化學治療，只肯接受門診的追蹤治療。

住院後的老呂，話不多，和家人互動冷漠，脾氣一上來，就兇巴巴的把送他來醫院的女兒、女婿趕走。可是聽力越來越不好，只能比手畫腳跟醫護人員溝通，雖然老呂不至於對醫護人員使性子，住院四天，症狀得到控制後，擔心住院會花很多錢，便主動的要求回家，想要接受朋友推薦的祖傳秘方治療，心想一搏試試手氣。

一個寒流來襲的深夜，老呂又被朋友送回醫院急診處。他除了喘到說不出話之外，雙肩腫瘤傷口潰爛嚴重感染，臨床診斷為雙肩蜂窩組織炎，又合併雙手上臂的淋巴水腫。由於腫瘤科醫師判定已是癌末病人，不適合再做治癒性的化學治療，於是急診醫師照會了安寧病房的總醫師，希望能將老呂轉介過去。經過醫師評估後，老呂的情況的確不適合再做治癒性的療法，徵求病人的同意，希望將他轉床至安寧病房繼續接受照護。

急診處的社工師費盡心思，找到老呂的女兒，勸她還是來趟醫院吧，找來醫師詳細說明安寧病房的照顧內容，也解說不做心肺復甦術的法律條文與做法後，女兒簽好安

寧病房住院同意書，老呂迅速轉進安寧病房。

　　進了安寧病房，剛開始呼吸還是很喘，經過醫師詳細的問診、檢查和用藥，老呂使用嗎啡藥物，和支氣管擴張的吸入劑處置後，隔天已獲得大幅的改善，老呂能夠脫離氧氣面罩而自然呼吸了，他告訴醫師：「多謝喔，喘氣已經舒服多了。」奇怪的是，老呂家人從來都沒出現在安寧病房。

　　「需要我們幫忙通知厝裡人嗎？要請女兒來陪你嗎？」護理師換完藥，體貼的問。

　　老呂不吭氣、沒反應、翻身背對護理師。一天、兩天過去，拒絕溝通的老呂長久這樣耗下去，也不是辦法，安寧團隊的社工師開始介入照護與協尋親友，那天幫助送老呂來急診處的朋友被找到了。

　　「阿伊喔，愛簽愛賭啦，要呼不討賺，若是簽中了，身邊有錢，對朋友是很慷慨，對厝裡某囝喔，沒在管啦。囝仔細漢時吃穿不睬，輸錢就打某打囝出氣，今嘛得到這款病，伊也知要先怪自己。」

　　面對心灰意冷的老呂，安寧團隊依然不放棄，進行身、心、靈的全面性照顧，他的病情越來越差，越來越需

要有人全程幫忙，可是老呂卻變得非常孤立、自卑、防衛心特別強，厭煩有人在身邊噓寒問暖的關心：

「走開，不要跟我講話！」

「人都要死了，還來看戲？」

脾氣上來，還會直接脫口而出：「滾！」

主治醫師從女兒那問到老呂遠在台東的家人，主動打了電話，好言好語勸他們：「即便是再氣、再恨、再不想見，也請先來趟醫院，聽聽醫師的說法吧。」

老呂的兒女被請來病房開家庭會議，主治醫師向兒女解說病情和治療的計畫，會議中，兒女沒有多說什麼，只是聽醫師怎麼說而已。結束後，兒女猶豫了好久，才在醫師、護理師和社工師陪伴下，勉強的進病房見老呂。完全出乎意料，老呂竟然瞠目結舌，蒙頭痛哭。不知道怎麼應對的兒女，彆扭的說聲：「請你保重，有空再來看你。」轉身相偕離開。

有了這次的意外驚喜，老呂嘴上不說什麼，對安寧團隊的態度，有了明顯友善的改變。有天老呂很不好意思偷問護理師：「我很後悔之前的荒唐，想見見阮某，不知有沒有可能？」

　　安寧團隊開始進行不可能的任務，透過老呂的女兒傳話，然而先前太多、太深的傷害，呂太太堅決不肯來見老呂，並且丟下一句：「甘願死，這世人都不再相見。」社工師有點挫折，而老呂知道太太不能原諒，意志更顯得消沉、再度拒人於千里之外。好不容易社工師旁敲側擊問到朋友，知道老呂年輕時，曾經一度是虔誠的基督徒。

　　「或許，宗教信仰的智慧，能安頓和釋放老呂心中的悔恨吧？」安寧團隊費心的想幫老呂，透過社工師積極努力，先找到一個基督徒的看護阿姨，再教她，並且拜託她，如何察言觀色的適時開導老呂。

　　這位看護阿姨，三餐都故意在病房用餐，只要飯前禱告，都不忘一次又一次的祈求主耶穌基督，希望主能釋放老呂身心的綑綁，接受他由衷的懺悔、賜予他身心的平安。

　　老呂從不耐煩的叫看護要禱告到外面去、慢慢地習慣了她的禱告，開始靜下心後，忍不住想聽看護到底在碎碎念些什麼。有一天，老呂在看護阿姨做完睡前禱告後問：「明天，妳方便念段《荒漠甘泉》給我聽嗎？」

　　看護將好消息告知社工師知道後，社工師忙著找《荒

漠甘泉》外，又多加一本《聖經》，看護好感動：「你們眞
有心幫他呀，只要老呂願意，我都會慢慢念給他聽。要不
是親眼看到安寧團隊，大家同心協力幫病人醫病、更醫心
的努力，眞的不知道原來人要走前，清算一生的功過，在
心靈上會有這麼沉重的包袱，原來宗教的生命智慧，在這
個時後，是這樣迫切地被需要。」

　　護理師聯絡了王牧師來爲老呂禱告，牧師並將聖經中
的道理告訴老呂，只要心向著上帝，上帝會寬恕並赦免他
所有的罪，就如同迷途知返的「浪子」，上帝仍然會敞開
雙手將他抱滿懷，歡迎他回到天家團聚。老呂聽完後，淚
流滿面地虔誠喊道：「哈雷路亞，阿門！」

天堂之子

　　18 歲的男孩，通常精力旺盛，喜歡運動，不是打籃球，就是打棒球。可是曉龍的左肩有一片很大的腫瘤傷口，輕輕一碰就會出血，後來診斷為惡性的骨肉癌，所以不能動彈，只能長期用同一個姿勢躺著。

　　肩膀腫瘤的傷口，用止血棉紗和海藻膠的敷料來止血，不過放進去之後，就沒人敢再拿出來，怕一拿出來就會大量出血，再也沒人可以將血止住。

　　由於傷口太大、太深了，裡面有小蟲孵化，有時蠕動到皮膚表面，有時飛出來。只要看見小蟲飛出來，曉龍就很驚恐：

　　「幫我看，那是什麼？」

　　「我的臉好癢，那是什麼？」

　　「讓我去死，我不要活著長蟲！」

　　病房的傷口護理小組護理師，會溫柔細心地將殘餘的

腐肉、出血，清理乾淨，只是這過程當中，常讓曉龍疼痛
難耐，甚至有時候會拒絕護理人員的換藥照顧。

醫師研判，曉龍最可能的死因有兩個：第一是大出血
死亡，機率最高；第二是被痰哽住，窒息死亡。曉龍的媽
媽一想到孩子可能大出血，就手腳發軟，完全不知道該怎
麼辦。可是，她是媽媽，怎麼可以什麼事都幫不了？但她
真的一想到那個畫面，就快暈倒，內心非常無助，也非常
自責。

主治醫師非常不忍心媽媽無助的痛苦，所以請安寧共
同照護團隊來會診，希望對於大片的腫瘤傷口、疼痛、死
亡恐懼和家屬的哀傷輔導，能夠集思廣益，思考對曉龍最
有利的處理方法。

當曉龍要住進安寧病房的前一天，媽媽特別請安寧病
房的宗教師來看他，這也是他們家第一次接觸宗教師。媽
媽鼓勵曉龍，趁宗教師在，有什麼問題都可以問。

曉龍一開口就直問：「如果一個人已經痛到受不了，
可不可以用重一點的藥，讓他平靜地走？」

「安寧病房的醫師會幫你做疼痛控制，讓你的疼痛減
到最低，可是不能用藥讓你提早離開，況且目前國家的法

律也不允許醫療人員如此做。你是不是很痛？」

　　曉龍點點頭：「我常常痛得睡不著。」他從剛才一開口講話就狂冒冷汗，好像連講話也會讓他很痛。

　　法師靠近他一點，讓他不用講太大聲，但曉龍馬上要媽媽拿口罩來幫他戴上，因為他擔心自己口臭。其實曉龍除了口臭，肩上的傷口雖然經過處理，但是有時傷口滲液會散發著陣陣臭味，讓他不太敢與人太靠近。難得的是，曉龍雖然身體疼痛不堪，待人的態度卻很客氣，講話語氣也很溫和，不像許多病人，疼痛的時候會變得脾氣暴躁失控。

　　「會不會害怕，要走的時候怎麼辦？」

　　「以前會怕，媽媽告訴過我，現在知道要和觀世音菩薩走。可是，我不知道該怎麼做？」曉龍的宗教觀，全部來自於媽媽的教導，不過很有限。

　　「首先，你可以成為觀世音菩薩的學生，不過要先皈依，就好像領學生證才可以入學籍一樣。如果你願意，我們明天就可以皈依。」

　　第二天，曉龍進了安寧病房，並且在醫療人員評估、處置之後，疼痛獲得妥當的處理，讓他覺得輕鬆不少，再

加上安寧病房護理師的舒適照顧獨門絕活，對於腫瘤傷口進行完善的換藥、清理傷口，然後滴上幾滴精油做芳香療法，讓曉龍感受從未有過的舒服、放鬆，和享受。

從護理師的專注溫柔，他感到無比的放鬆，護理師的輕言細語，讓他感到如沐春風，放下自己是又病又臭的自卑，找回許久未見的自信心。曉龍在佛像前接受了皈依，皈依的過程中，曉龍很認真，一字一字跟著念皈依文。進行至第三次懺悔時，曉龍好幾次哽咽、掉淚，很感恩自己生病時，媽媽和兩個姊姊無怨無悔的照顧。

第二天上午，曉龍的媽媽主動到護理站向所有醫療人員致謝：「曉龍好久都沒睡過香甜的一覺了。」也向宗教師頂禮：「謝謝師父，曉龍在皈依以後，整個人都很平靜，也知道怎麼念佛用功！」

「這兩天跟曉龍相處，我覺得，他最放不下的，就是媽媽。如果妳能對佛、法、僧三寶有信心，孩子就能跟著提升領悟層次和靈性境界，也能學習放下，在佛菩薩的加持下得到善終。」宗教師跟媽媽說。

原本曉龍的爸爸有嚴重精神疾病，後來不定期發作，曉龍從小就很少看到父親。媽媽原是不想生小孩的，可是

婆家堅持要有男丁傳香火，生了兩個女兒沒用，一定要生兒子。曉龍的媽媽只得四處求神佛，讓她生一個兒子有交代。曉龍出生了，但沒想到，14 歲就發現罹癌了，而且是這麼難以根治的惡疾。

曉龍的媽媽哭訴：「師父，我不應該強求的。當年我也以為，能生兒子，下半輩子就有依靠，所以一直求神拜佛給我一個兒子。要不是我執迷強求，曉龍也不必出世來受苦。」

「既然因緣走到這裡就安心接受吧，妳對曉龍，有什麼心願嗎？」

「我只希望，曉龍能平靜，圓滿往生。我以後的生活，只求過得去，我發願要把我未來的時間，都去做善事，累積功德。」

「是想迴向給孩子嗎？」

「當然要迴向給他，但是有一部分，我也要迴向給自己，因為我也希望以後自己可以走得平安。曉龍生病後，我才發現，人有一天都要走的，什麼時候走不知道，所以我要好好準備。師父，可不可以把我剛剛這些話，跟曉龍講啊？我想讓他對媽媽放心。」

　　宗教師拍拍曉龍媽媽：「沒關係，我陪在旁邊，給妳支持。我相信曉龍一定很想聽妳親口說這些話。」

　　病房裡，志工正在幫曉龍按摩四肢和背部。大夥先幫他喬好一個舒服的姿勢後，宗教師用眼神鼓勵媽媽開口。

　　「曉龍，我們都已經皈依三寶，媽媽允許你先到西方極樂世界修行，將來跟觀世音菩薩一樣，利益眾生。菩薩會照顧媽媽和姊姊，你要放心……」媽媽邊說邊哭，曉龍也掉下眼淚。

　　「曉龍，你聽過地藏王菩薩的故事嗎？地藏王菩薩為了救度無量劫眾生，自願進入地獄，代眾生受一切苦。你也可以效法祂，發起慈悲的願力，願代眾生受一切苦，把身體的疼痛也都『布施』出去，化為慈悲的動力。」

　　聽宗教師這麼說，曉龍點點頭，眼神篤定，舉起手想合掌，卻因為右手水腫顯得相當吃力，而致左手在空中揮舞著。宗教師立刻提醒：「不用合掌，念佛不用手，不必非用嘴念不可，要用心。你現在很虛弱，很不舒服，那麼試試看：吸氣時念一句觀世音菩薩聖號，呼氣時也念一句觀世音菩薩聖號，呼吸時心念都繫在聖號裡面，如果能這樣，那外在的虛弱無力就不用太在意。」

曉龍很努力地練習著，神情莊嚴。

「你有沒有特別喜歡什麼？」陪在一旁的社工師問。

「你玩過『天堂』嗎？」

「天堂？我還沒去過，也沒玩過，你要不要跟我介紹一下？」

曉龍眼神發亮，興致勃勃地說起這個夯極一時的網路線上遊戲，回復了一個 18 歲青少年的青春活力。

社工師和宗教師走出病房後，看到這幾天來病房參加服務課程的醫學院學生們，隨口問：「你們有誰知道天堂嗎？知道怎麼架設嗎……太好了，你快來，我們等你！」

安寧團隊知道這件事情後，主治醫師覺得這件事很有意義，剛好也讓醫學院的學生參與照顧，所以分配好工作項目後，大家都熱心地幫忙借電腦、提供玩家點數，也和護理人員商量，如何把病床移到交誼廳，搭配醫院的無線網路，在眾人的努力下，當天下午，曉龍竟然真的上了久違的「天堂」！

曉龍期盼著玩天堂，精神很興奮，疼痛程度也較緩和。玩遊戲的兩個小時，曉龍的活力簡直達到巔峰！他無法動手，所以由兩個姊姊合力幫弟弟掌控滑鼠，聽他的指

示進行遊戲。媽媽看到姊弟三人又像以前一樣笑笑鬧鬧玩在一起，她一面笑、一面掉淚。時間到了，遊戲必須結束，曉龍帶著滿足的笑容：「我把積分和寶物，都送給我的朋友了！」

接著幾天，曉龍的病情進展很快，意識漸漸趨於模糊，但是還可以喚醒，醫療團隊密切注意她的病情變化，並隨時因應給予適當的照顧與處置。

「曉龍，你經過呼吸練習，已經學會如何把持你的心，不隨境轉，把注意力專注在念佛上，用心來轉境。如果沒有辦法克服心願無法集中，就要發願，學習願代所有眾生受苦，因為你的苦，而使其他眾生得以安樂，這就是跟隨著觀世音菩薩，在普渡眾生了，你也能因此願力得到清涼。」

宗教師握著曉龍的手：「這場馬拉松，你已經快跑完了。你知道自己並不孤單，有好多人的祝福跟隨著你，包括師父，也會一直為你加油。」

四天後，曉龍往生，死因不是大出血，也不是哽痰，而是呼吸的自然衰竭。曉龍的媽媽告訴宗教師：「曉龍那天凌晨四點半醒過來，對我說媽媽請放心，我心中有佛。」

曉龍從想自殺,到心中有佛,能平靜往生,人的靈性潛
能,是多麼大啊!

第六章

對安寧緩和醫療認識不清

綁在手上的那條線

七十幾歲的簡奶奶住進病房，她是小學老師，已經退休了，唯一的兒子未婚，長得又高又胖，本身罹患心血管疾病，但非常孝順。

自從媽媽生病之後，兒子就辭職專心照顧，每天睡在媽媽身邊，無論洗澡、翻身、大小便、搬上搬下……他都事必躬親，盡心服侍。由於兒子有心血管疾病，只要一睡著，一打呼，就很難被叫醒，他很擔心萬一媽媽有什麼狀況，他沒聽到、沒有醒過來怎麼辦？

所以他就想了一個辦法：每晚睡覺之前，他把自己的手，和媽媽的手綁在一起，這樣如果媽媽有什麼狀況，手使勁兒一扯，他就會驚醒。

簡先生就這樣綁著手睡在媽媽身邊，睡了好幾個月了，從媽媽還有辦法治療，睡到已經無法治療的時候；從一般病房，睡到轉安寧病房照顧。他始終如一細心照顧呵

護，把媽媽打理得乾乾淨淨，渾身上下一點異味都沒有。

　　漸漸地，簡奶奶已經走到最後的階段，呈現明顯的失能狀態，手、腳都出現水腫。病人面臨此身體狀況，大都不喜歡身體被粗魯地觸碰，因為會很痛，所以護理師都是每天早上很輕柔地對簡奶奶施予按摩，一來可以減少水腫的不適，二來可以讓病人感受到仍有人細心的肌膚接觸，她並不孤單寂寞。

　　護理師也教導旁觀的兒子好好學習，尤其光是施加在簡奶奶皮膚上的力道，得斟酌再三，適度的用力不讓她疼痛，又可消除水腫的程度才有效。簡先生為了對愛漂亮的媽媽進行「美膚護理」，可是下了很大的功夫來學習，然後很細心地每天按摩，連護理師都非常讚嘆他的孝心。

　　簡先生認為照護媽媽，應該親身來做，所以他務求自己做到媽媽最好的舒適處置。簡奶奶罹患心臟衰竭已有多年，最近幾個月來的心臟狀態越來越差，各種症狀都已經出來，造成她極度的失能，日常生活需人協助，再加上進食量銳減，體態消瘦，造成皮包骨的外貌，也讓簡奶奶皮膚受力處很容易形成褥瘡，甚至有些還有傷口出現。

　　經過安寧團隊的細心照護之下，簡奶奶的水腫、褥

瘡、呼吸困難和呻吟等現象已有大幅改善，但是意識仍沒
有恢復至完全清晰，讓簡先生很擔心，一直拜託主治醫師
要想盡辦法醫治，強調即使要自費使用藥物、傾盡所有錢
財也在所不惜。

簡先生每天都盯著簡奶奶的血壓值、脈搏數和尿量
等，幾乎到了「緊迫盯人」的程度。只要簡奶奶血壓稍微
有變化、尿量變少，或是臉上表情有皺眉等，兒子就要求
醫師要抽血檢查，也不管簡奶奶的血管是否好抽血，到最
後，弄得醫療團隊看到她兒子時都很緊張。

主治醫師召集團隊開會研商對策，決定醫師、護理師
繼續依照安寧的專業，處理簡奶奶的身體病痛與舒適護理
的部分，並負責對簡先生做專業上的說明與建議。心理
師、社工師與宗教師，則評估病人目前的心理、社會與靈
性的問題，立即進行處理，並將簡先生納為重要的諮商考
量，與情緒互動的對象。大家在會後各司其職，密切合
作，與簡先生開了幾次的家庭會議，可是還是有一層很難
突破，就是簡先生對於母親即將往生這件事情，無法接
受，所以特別請宗教師來幫忙協助。

宗教師跟簡先生先建立好信賴關係，也不時提醒他：

「你很孝順，盡到了人子的照顧責任，為了媽媽身、心、靈平安的考量，需要適時放手，也讓媽媽不要因你而掛心。」表面上簡先生都說：「有啊，我都叫我媽媽要好走。」可是他心裡根本不想要媽媽離開，而且一直期待媽媽的病還能好起來。所以才會不放心任何生命徵象的變化，並且非常在意檢查的數據，即使經過醫療專業人員的解說，與一再的保證，仍然不放心，還是將同樣的問題，向不同的醫療人員追著問。

簡奶奶的病情迅速惡化，醫師綜合所有的資料，判斷其存活期有限，可是簡先生幾乎二十四小時守在病床邊，不讓醫師、護理師以外的醫療團隊成員接近，以至於宗教師一直找不到機會可以好好跟病人講話。

簡先生常將宗教師擋在病房門前，免得宗教師不小心向媽媽提到有關死亡的話題，他認為媽媽生性膽小、容易緊張，見到宗教師可能會讓媽媽失去求生意志。

當家屬心裡有一道對死亡恐懼的堅固防線時，安寧團隊不會正面去碰撞，而是先建立互動的機會，讓彼此了解、信任，等待機會來臨，找到突破那道防線的「入口處」；不然連靠近病人的機會都沒有，那就沒辦法真正幫

助到病人了。

醫療團隊努力向簡先生強調宗教師的專業，是安寧團隊不可或缺的核心人物，讓宗教師跟簡先生能建立好信賴關係，同時告訴簡先生：「你一個人照顧媽媽，很辛苦，有時候如果需要離開，去辦一點事情，可以跟我們醫療團隊說，我們可以在病床邊幫你照看著媽媽。」

簡先生本來就有心血管疾病，這樣長久照顧、二十四小時隨侍在側的生活，其實非常累人，常看他臉色發白，腳步沉重，好像自己也會隨時倒下去。簡奶奶則是早就言語不清楚，常常陷入昏睡狀態，跟她說話，她大都沒有回應，只是偶爾勉強擠出些許大家聽不懂的聲音。

但是簡先生常常會根據這些反應，還有他自己對媽媽病情的解讀，向醫師要求更多、頻繁的檢查，但這些處置的措施，不見得對於簡奶奶的生活品質和病情有所幫助，這也是我們在醫學專業和倫理領域上提到的「公平正義」原則，醫療資源的有限性必須要把關才行，才不會造成浪費，必須將資源用在「刀口上」。

簡先生在醫師和護理師的說服下，終於允許宗教師到病床邊探視母親，不過還是不放心地坐在旁邊「嚴密監

聽」，以免宗教師不小心說溜了嘴。宗教師坐到簡奶奶身邊，輕聲跟她說說話，握握她的手，凝視著簡奶奶，虔誠地幫她向佛菩薩祝禱，希望菩薩保佑她母子平安。

　　簡奶奶雖然無法言語，但是宗教師觀察她的表情反應，可以感受到她是可以接受的。在一旁監視互動的簡先生也卸下心防，臉部的緊張線條減了不少。

　　「您有一位非常孝順、盡心照顧的兒子。自從生病以來，他每天晚上睡覺前，都把他的手和您的手綁在一起，沒有一天放開，一直綁到現在。奶奶，綁著的那條線，兒子不肯鬆開，您要鬆啊，這條線如果不鬆開，兒子再這樣照顧下去，幾乎心力交瘁，他自己也會倒下，而您讓這條線綁著，也是很辛苦和不捨的。奶奶您是一個媽媽，也是一個老師，要教他死亡這堂課不是嗎？如果您放手了，他也才願意放手……」簡先生激動到眼眶噙滿淚水，終於有人同理、體諒他的心，當面讓媽媽也知道。

　　說完這些話，簡奶奶的眼睛朝著兒子的方向望去，伸手指著兒子，宗教師立刻請簡先生靠近，簡奶奶用瘦弱的手，無限愛憐地摸著兒子的頭，並且不住地點頭，用手擦拭兒子的眼淚，並且從口中努力地說出：「乖、辛苦了！」

　　簡先生對於團隊人員，不再那麼猛點「檢查的菜單」了，而且還把大家的話聽進去，適度地表達對媽媽的關心，就是最適當照顧的方式，其餘的醫療團隊會一起來幫忙，也聽從社工師的建議，請了一位看護來協助照顧，簡先生的身心壓力減輕多了。

　　後來簡奶奶在大家充分準備、祝福的念佛聲中往生了，護理師協助做遺體的護理，把簡奶奶裝扮得很漂亮，簡先生很欣慰，和宗教師一起繼續在醫院的往生室幫媽媽念佛八小時。簡先生後來逢人便提起：「安寧病房真的不是等死的地方，醫療團隊是我和媽媽的守護神，分擔、和陪伴我度過最無助的日子，幫我們母子破繭而出，彼此祝福。」

不捨的漣漪

　　小雯 29 歲，住單人房，身邊總是圍繞著「四大護法」：媽媽、兩個妹妹，和男友。

　　護什麼呢？護著不要讓小雯知道，她的肝臟、肺臟、心臟都有癌細胞轉移，只告訴她：「身體有些發炎。」選擇住單人房，是爲了比較不會讓病情走漏風聲。

　　「你們不要跟小雯講病情喔！有什麼事直接找我就好。」媽媽認爲小雯不要承受任何病情的壓力，不放心地交代安寧團隊。

　　小雯罹患的是罕見、惡性度極高的乳房浸潤性管道癌，診斷後就接受乳房切除手術和多次的化學治療，每次的療程都非常辛苦，不過她都在媽媽和家人、男朋友的鼓勵、支持下熬過來了，至今已經半年多了。

　　媽媽對於小雯生此重病，非常地內疚，認爲是自己的基因不好，才會造成女兒的苦難。平時更帶著小雯四處到

寺廟膜拜祈願，希望女兒的病快點痊癒，還常跟菩薩祈求，表達想代女兒生病，甚至想折自己的壽命來換取女兒的健康。

對於按時接受醫院的追蹤檢查，小雯媽媽也毫不鬆懈，她的行事曆上密密麻麻排滿了小雯的檢查地點與時間，甚至媽媽不放心，還同時在三家醫學中心的名醫門診就醫，就是害怕因為自己若再稍有疏忽的話，可能會讓小雯的生命陷於萬劫不復之地。

一個月前，例行的檢查發現小雯的肺臟、肝臟、骨頭等有轉移的跡象，讓媽媽非常震驚與害怕，更擔心小雯知道後，會無法接受病情、心情嚴重被打擊、失去繼續治療的勇氣，甚至不想活下去，更擔心她的免疫力會因此變得更差。每天有太多的擔心害怕，塞在媽媽的腦海中，讓她每天魂不守舍，有一次開車途中想著小雯的病情，還差點撞到安全島。

外科主治醫師根據經驗和專業的判斷，小雯可能只剩幾個禮拜的生命期了。醫師跟媽媽解釋：「病情看起來實在不樂觀，我建議小雯轉介到安寧病房繼續照顧，那邊有專業的醫療團隊，對她目前的情況有幫忙，不妨考慮看

看……」

媽媽愣住了，很生氣反駁：「安寧病房不是等死的地方嗎？現在將小雯轉到那個病房，不是雪上加霜，讓她自生自滅，甚至『加工』至死嗎？」

主治醫師心平氣和解釋：「安寧病房不是等死的地方，醫療團隊對於末期病人，仍是有身、心、靈的全面性照顧，而且非常積極地處置，我親自看到他們細心做好各種症狀和疼痛的控制，而且我的病人家屬，會跟我說接受安寧療護的好處，並且感謝我及早轉介這樣的安寧醫療團隊給他們。」

「更何況我們醫院就是一個大的團隊，選擇對病人最適當的醫療方式，本來就是醫師的職責，我還是會常到安寧病房看小雯，並且與那邊的醫護人員，隨時交換治療和照顧的意見，你可以不用太擔心。」張醫師以堅定、柔和的口吻回應著，並且幫忙照會安寧緩和醫療團隊。

負責安寧病房會診的醫師與小雯媽媽會談後，詳細解說安寧療護的照護內容，邀請她到安寧病房參觀，並且介紹安寧的團隊成員讓她知道。媽媽之後才稍微寬心，回病房後，媽媽直接問小雯：「你有沒有想要轉到其他病房繼

續接受治療？我聽主治醫師介紹，那邊的病房有專業的醫療團隊很適合你，有洗熱水和SPA的洗澡機，有空中花園可以散步，有佛堂可以拜佛祈禱，環境非常舒適、溫馨。」

小雯乍聽到媽媽提起轉換病房照顧，感到非常奇怪，又看到媽媽的表情很哀悽，眼眶噙滿了淚水，回想起最近媽媽都暗地與主治醫師談話，護理人員對於她詢問病情，總是三緘其口，認為媽媽有什麼重大的事情瞞著她，心裡有不被重視的感覺，便發起大小姐脾氣，要求馬上回家，不想住院了。

媽媽看到小雯的怒氣沖天，不配合住院治療，小雯目前身體又十分虛弱，走幾步路就會很喘，擔心又難過，她知道女兒生病後就不像從前那麼好說話，若不順小雯的意思，她可能就會拒絕一切的治療，只好先順她的意，出院再說吧。

隔天，媽媽提出要出院回家的請求，主治醫師表示能體會諒解，所以立刻請安寧共照團隊前來協助媽媽。

安寧共照醫師立刻緊急召開家庭會議，邀請媽媽、妹妹、原團隊的護理師，和共照護理師會商，同意先讓小雯

先出院回家，不過媽媽可以與安寧共照團隊的護理師保持聯繫，若有需要再次住院，可以居中協調安排，也幫媽媽說明出院藥物的使用，以及在家中的照護方式，與可以使用氧氣製造機來供氧給小雯使用。

回家後，小雯的媽媽打電話對安寧共照護理師說：「我壓力好大，我好怕我做錯一個決定，就害慘小雯……」

「小雯的身體不好，這不是妳的錯，妳可以嘗試與小雯談談，有機會的話，應該透露病情讓她知道。她已經不是小孩子了，有些事情，她應該可以有自己決定的權利，我們大家只要在旁邊聽聽她的內心想法，同理她的感受，不急著做任何的批判或評論，全然接受她、尊重她。相信小雯很愛你們大家，能懂事明理，只要妳願意試著接受她的所有一切，小雯也就能接受你們對她的關愛。」

「我知道，我試試。」媽媽決定該說的，早晚還是得說，拖下去也不是辦法。可是想了幾天，還是猶豫，媽媽找原主治醫師和安寧病房的醫師商量，決定要透露病情給小雯知道，兩位醫師都鼓勵媽媽的做法。

原主治醫師張醫師在小雯回診時告訴她說：「乳癌已經轉移到肺，而且兩邊的肺也都積滿了液體，所以會讓妳

很喘、不舒服，目前妳的病情和身體狀況，實在不適合化學治療了，因為腫瘤的生長速度太快，超出目前的抗癌藥物所能控制和治療的，使用只是徒增副作用，可能也會損及身體的功能，造成多個器官的衰竭。」

小雯聽後，先是感到震驚，然後痛哭失聲，讓媽媽也感到難過。不過安寧共照心理師和護理師隨後陪同她們母女，靜靜地度過這難熬的時刻，然後介紹宗教師與媽媽和小雯互動。大家都支持媽媽的決定，唯有先穩住媽媽的陣腳，才能給小雯實質的幫助。

媽媽依約到安寧病房找宗教師，希望宗教師可以幫她把雜亂無章的心緒，做個整理。隔天，宗教師和安寧居家醫師、護理師，到小雯家中訪視，評估小雯在家中的照護情形。

宗教師經由醫療團隊的介紹後，握住小雯的手：「妳很勇敢。」

小雯聽到這句話，虛弱一笑：「謝謝！」

「人生的病苦，妳比我們早面對。有人因此而對生命更加體悟，我相信藉著生病的受苦，妳會成長得比我們快。如果需要我們幫忙，請不要客氣，告訴我們。」

那天深夜，小雯跟媽媽說：「媽，我剛才出去了。」

「出去？去哪裡？你不是在睡覺嗎？」

「我飛到一片金黃色的土地，好大、好遼闊，好美、好柔和的金黃色光芒照射著我。土地上面，有一間房子，房子裡面有一個尼姑在念經。那個尼姑就是我自己。」

這次經驗讓小雯感受到非常安詳、平靜的心靈境界，領略到超越現世可能有的另一種生命形式，漸漸能夠接受自己即將離開現實世界。小雯也感覺得到，自己身體其實已經很衰敗了，可是多次奇妙的經驗後，她也能樂觀的說：「我只是來度假，過幾天就回去了。」

有一天，媽媽當著小雯和妹妹的面問她：「要不然，你去出家吧？」

「為什麼？」

「你發大願，出家，佛祖會保佑你活久一點。我每天都念好多佛號，迴向給你，妳乾脆自己去出家，整天念經迴向給自己吧，這樣就可以得到佛祖所有的保佑了。」

這該說媽媽是護女心切，還是不擇手段？小雯和妹妹都啼笑皆非。

某天，小雯又對媽媽說：「媽媽，昨天晚上，我做了

一個夢。」小雯的夢總是很精采。

「我夢到，我坐火車，到終點站，然後下車，看風景。」

一個月後，小雯邀請安寧居家醫師和護理師到她家，媽媽還開車載大夥到山上兜風。

小雯在風光明媚的山上，心情很好，也分享了生病以來的心得：積極的「求生意志」，其實就是在今生結束之前，都好好地活，活得快樂、有意義，活出生命的光彩。這樣的生命無關乎時間長度，而是品質的提升。

小雯也豁達地提到「死亡準備」：「就是面對生命轉換的過程，事先了解、練習，開展靈性的智慧和力量，讓自己平安，也讓所愛的人平安。之前，我曾經太在意延長肉體生命的時間，其實不是求生意志，而是死亡恐懼的表現。對死亡有恐懼，就表示還需要好好地準備死亡，開展靈性的鍛鍊與體驗，這不是一蹴可幾的，謝謝大家給我的協助支持。」

小雯一系列奇異經歷的夢，其實是在幫自己做好死亡準備，這是她和媽媽在面對面相處，打開病情告知，卸下心防後，經過整個醫療團隊的居中協助和鼓勵才完成的。

　　媽媽的不捨，像一顆石子，丟入湖中，激起一圈漣漪；小雯不捨媽媽的不捨，也像一顆石子，丟入湖中，激起另一圈漣漪。兩圈漣漪互相靠近、碰撞，又激起新的漣漪，雙方的不捨，製造了難以平靜、無法休止的心湖。

　　這中間安寧療護團隊不斷的努力，終於讓小雯和媽媽體悟到，原來漣漪的本身就是水，本來就是平靜無波的。母女連心，小雯的生命體悟，讓媽媽也放下了心中的愧疚和罪惡感，展現出更大的慈悲動能。

　　離開醫院的小雯，又多活了三個月。在小雯往生後，媽媽化對小雯的愛，轉成對更多慈善團體的大愛，她發願要當孤兒院的終身志工，視一切孤苦無依的孩子們，都是小雯的化身，她相信在天上的小雯應該會很高興的。

你們大家都在騙我

　　一位七十幾歲的王先生住進病房。他是位虔誠的佛教徒，很有修爲，個性非常謙恭溫和，待人客氣有禮。三個兒子，也都是佛教徒，非常孝順。

　　一天早上，王家老大神色慌張跑來找病房的護理師：「爸爸昨天跟我們說，你們大家都在騙我！講完了這句話之後，就再也不理我們，不喝水、不吃東西、也不吃藥，只要我們一進病房，他就立刻轉身背對我們，什麼話都不說，整天繃著一張臉，我們叫他，他也不應，只要看到我們，眼睛就閉起來。這該怎麼辦？」

　　資深的護理師一聽就知道，大概是「病情告知」方面出了問題：「爸爸是不是還不知道自己的病情？」

　　「對，爸爸不知道自己的病情！」

　　「你們爲什麼不說？」

　　「我們兄弟都要說，是媽媽啦，再怎麼溝通，媽媽就

是堅持不能說，態度很堅持。」

　　護理師把事情的原委報告給主治醫師知道，主治醫師決定召開家庭會議，把王先生的太太和兒子們全找來，大家一起坐下來談清楚。

　　「王先生是攝護腺癌末期，兩側輸尿管嚴重受到腫瘤侵犯而阻塞，雖然經過積極治療，仍然出現腎衰竭、肝衰竭的現象。現在這種情況，病情已經十分嚴重，他多少也猜到自己的病情嚴重，而你們又偏都不說，所以他才生氣，覺得大家都在騙他、故意瞞著他。你們都是佛教徒，都知道，最後這個階段，是很重要的。如果讓他繼續這樣賭氣下去，很可能會造成遺憾。」醫師轉頭跟王太太說：「妳真的要說，否則過一段時間，恐怕他的腦部也會受到侵犯，到時就算妳想告訴王先生了，可能都為時晚矣。」

　　王太太的個性非常強勢，她很勉強擠出一句：「好啦！」看到媽媽終於點頭，兩個弟弟就說：「哥哥你去說啦！」哥哥說：「什麼我去說？你們要去說！」兩個弟弟聽了，推來推去，就是沒有人要去說。媽媽那麼威嚴，當然更沒人敢叫媽媽去說，結果其中一個兒子竟然開口：「醫師你去說！」

在說之前，主治醫師召集了主要照顧王先生的護理師、心理師、社工師、宗教師，先開團隊會議，交換彼此對王先生照護上的專業意見，然後再統整給主治醫師。聽了大夥的建議，綜合判斷後，請宗教師代表他和醫療團隊，先與王先生做好互動，然後提供進一步的訊息給主治醫師，當作病情告知的重要參考。

宗教師經過醫療團隊的引薦後，與病人的兒子們很快建立彼此信賴的關係，決定要「執行任務」前，對他們先做了「行前教育」：「等一下我們一起進去，可是你們要配合我，我問什麼，你們就要答什麼，這樣可以嗎？」

他們都說：「好。」

病房外，三個兒子和媳婦、好多個孫子，大家都到了。一群人一進病房，王先生就「啪」一聲轉身，背對大家。

宗教師走過去，站在王先生面前的床邊，一大家子人站在王先生背對的另一邊。

「王先生，心情很不好？」

王先生把棉被拉起來蓋到脖子，不理大家。

宗教師問大兒子：「跟爸爸說，你為什麼要騙他？」

　　大兒子聽到這句話，立刻「叩」一聲雙腳跪地，眼淚也迸出來：「爸，因為我們捨不得啊！」他邊哭邊說：「爸你不要這樣好不好？你這樣，我好痛苦。因為我捨不得，捨不得你痛苦，其實你的病……」大兒子一五一十把他的病程、做過的治療、病情變化的階段，都交代清楚：「我們不敢跟你講，是因為怕你聽了會受不了，心情會很不好，沒想到你會這麼生氣，沒想到你會不理我們，請不要這樣好不好？」

　　之前，全家人的情緒像封閉的盒子，全都壓抑著，任何人對爸爸的病都不能多說一個字。從知道病情，到種種治療，到治療已經無效，送進安寧病房，大家的情緒一直累積，積壓了好久好久，現在突然可以說出來，就像洪水得到宣洩大爆發般。

　　大家從頭一一把爸爸開始生病，心中的難過和不捨，都說了出來，回顧從小爸爸讓孩子們記憶深刻的感動，越說越感性、越心疼。宗教師悄悄跟三兄弟打 pass：王先生把話聽進去了。

　　「我們三兄弟好不容易現在有了一些成就，正該讓爸媽享清福，沒想到爸爸卻生重病了。」說到醫療過程的種

種決策和煎熬，也說出對爸爸無盡的感謝，因為爸爸給予良好的家庭環境，他們才能平安順利地求學、就業、結婚生子。大家講到最後，從頭到尾不發一言的王先生，突然舉起手，用力一揮：「好了啦！」意思是叫大家不要再講了。

這個狀況，也在宗教師「行前教育」預料的內容中：「等一下進去講，講完，你爸爸心情可能還是不好，你們千萬不要互相責怪，也不要說講了哪有比較好？早知道就不要講。我們要給爸爸一些時間，讓他調適自己的心情。要相信爸爸這麼有智慧的人，他有他內在的力量，來度過這一切。他需要的，只是一些思考的時間和獨處的空間。」

因為早就打了預防針，所以王先生舉手制止，家人還能鎮定以對，不慌不亂。於是大家閉上嘴巴，只是默默地站在旁邊，靜靜陪伴。

離開病房前，宗教師輕聲勸王先生：「王先生，其實你這些孩子，個個都很孝順，他們為了你，已經不知道背地裡流了多少眼淚。」

整件事情從剛開始，家屬沒有存心要欺騙病人，只是不得其門而入，若有醫療團隊循循善誘，真正了解病人和

家屬的需求，往往在專業協助之下，抽絲剝繭，很多病情溝通的過程就會迎刃而解。因為在這歷程當中，彼此都體悟到親情的愛、醫療團隊的愛，在「無緣大慈、同體大悲」中散開來，且彼此互相感染、迴盪著。

　　一天午後，主治醫師來探視王先生，拉張椅子坐在病床邊，稱讚他真的不簡單，能夠栽培兒孫都這麼有成就。王先生卻出其不意的問：「不要隱瞞我，告訴我還能活多久？」

　　「為什麼您突然問起這個問題？」

　　「我只是想了解自己還剩多少時日，可以早些做規劃和安排。」一旁的王太太，本來還想出言制止，不過主治醫師邊用眼神阻止，邊試圖讓王先生說出心底的話。

　　「根據我們專業上的見解，與您最近的身體狀況，存活期可能不會很樂觀，大致上不會超過三個月。不過，時間是假相，會隨著我們內心的意志，而有所不同。每天過得很有意義、充實，則一天就等同一年般。您是虔誠的佛教徒，可以請宗教師引導您，每天做功課的『法門』，相信有宗教上的寄託之外，更有積極靈性成長，作為身、心、靈的超越與昇華空間。」

　　王先生欣然接受醫療團隊的治療，身體的病痛減少了、情緒也穩定了；宗教師每天定時的訪視，也讓他更深入以前所涉略的佛學義理，在在化為對生命的真誠體驗：「一切有為法，如夢幻泡影，如露亦如電，應作如是觀。」王太太在旁目睹先生的所有改變，心情也隨之成長、放鬆不少。

　　最感到欣慰的還是孝順的三兄弟，看到爸爸和媽媽都解開心結，家人之間互相不再怨恨、猜疑。原來生命教育，即便是走到最後一程，還是繼續有它學習成長與感動的驅動力。

CARE
Good Care ,
Good Living

CARE
Good Care ,
Good Living

CARE
Good Care ,
Good Living

CARE

Good Care ,
Good Living